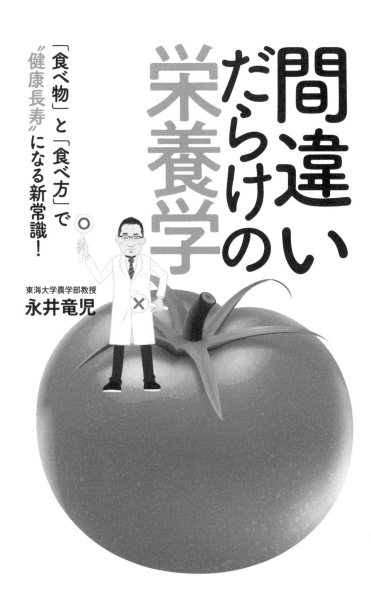

間違いだらけの栄養学

「食べ物」と「食べ方」で
〝健康長寿〟になる新常識！

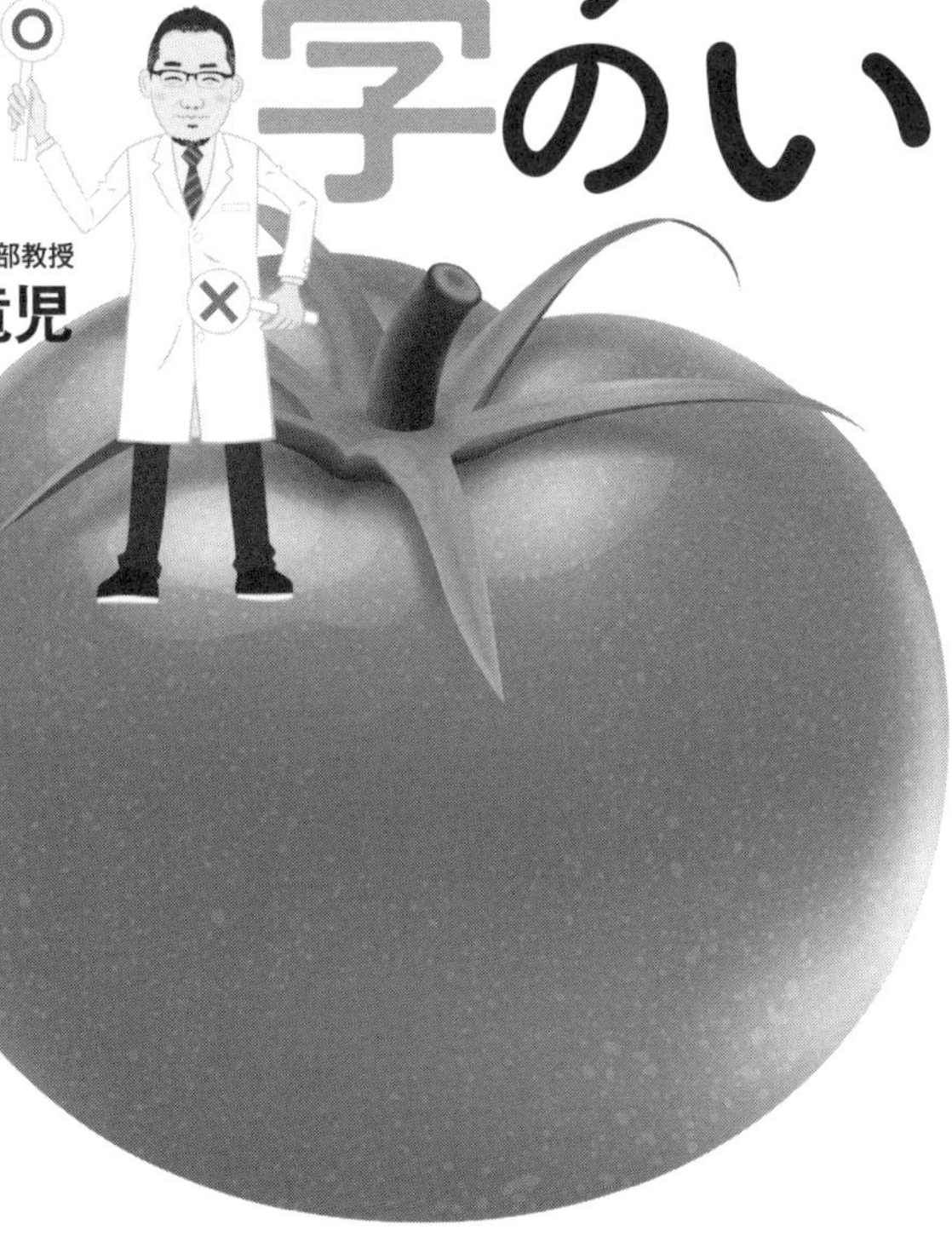

東海大学農学部教授
永井竜児

辰巳出版

はじめに

僕の研究の原点は、虚弱だった子ども時代にさかのぼります。

小学校のころから小児喘息《ぜんそく》で病院に通い、発作が起きるたび病院に駆け込んでいました。咳《せ》き込みだすと止まらず、病院にかかっても悪化するばかりです。しかも、いまと昔とでは医学の常識が全然違いました。

僕が少年だった昭和末期のころ、喘息を引き起こすアレルギーなどは知られていましたが、かつては〝心の病〟ともいわれていました。「君が精神的に弱いから病気になるんだよ！」と叱咤《しった》する医師もいたくらいで、実際に小児喘息をスパルタ治療で治すという療養所もあったほどです。スパルタ治療は受けませんでしたが、度重《たびかさ》なる発作に苦しみ「なぜ僕が……」と、泣きたくなるような毎日でした。喘息のみならず基本的に虚弱体質で、学校にいても、誰かがカゼをひいたら真っ先にもらってしまい、しかもカゼをくれたほうよりも症状は重くなります。そして、喘息の発作もひどくなります。

横浜の高校に入学後も喘息は治まらず、学校は欠席がち。入院時に体重が40キロを切ったこともあり、鏡に映った自分の脚を見て、その細さに驚き、泣いたこともありました。まさに虚弱体質そのものです。高校1年生のときに、のべ半年ほど入院しましたが、後半は病院から通学するという努力もしたので、それを評価されてなんとか3年で卒業はできました。

卒業式を終えて、家の事情で横浜から埼玉に引っ越しましたが、そのころ、持病の喘息はさらに悪化していました。受験に失敗し浪人していたのですが、埼玉から東京の予備校に通おうとしたものの、埼京線に乗ったら具合が悪くなってろくに通えません。仕方なく家や近所の図書館で勉強していました。それもやっとで、寝るときに発作が出ると横になって眠れません。苦しさで、ベッドの上で前屈みに胡座《あぐら》を組んで眠っていました。起きているときも、家から数十メートル先のゴミ捨て場に行くのがやっとな日もありました。

喘息薬として処方されるテオドールを、大人の上限量である1日6錠を処方されても症状は改善されず、「僕はまもなく死ぬんだな」と絶望していました。壮絶な青年期です。こんな調子でしたから、大学も2浪でやっと入ったのです。

予備校に通えたのは浪人1年めまで。これではいけない、なんとかカラダを鍛えなければと、近所のプールに通い出しました。25メートルプールを最初はウオーキングから始めました。水圧がかかり息が苦しくなるので、プールサイドに吸入薬を置いて、最初は歩くのがやっと。

しかし、だんだん慣れてきて半年くらい経って、25メートル泳げるようになりました。そのプールはシンクロナイズドスイミング（現・アーティスティックスイミング）もできるように、25メートルの半分位から急に深くなっているプールであったため、僕はコースの半分を行ったり来たりと水中でウオーキングしていましたが、あるとき、勇気を出して、背の届かない側の壁まで泳いで、満足して浮いていたら、監視員があわてて飛び込んできました。浅い所でずっとウオーキングしていた僕が背の届かないほうまで行ったので、溺れているに違いないと思ったのでしょう。

次は往復して50メートル泳げるようになり、「やったぞ!」と、心の中でガッツポーズ。また次の日は2往復やろうと、どんどん負荷をかけていきました。気分はオリンピックの金メダリストです。やがて300メートルも泳げるほど体力がつきました。気づけば、元々凝《こ》り性であったことや、何よりも「昔に戻りたくない」という気持ちが強く、毎日1キロ泳ぐのが日課になっていました。

運動療法のほかに、とある埼玉の病院で漢方薬をすすめられ、だんだんとカラダはよくなっていきました。漢方薬なんて気休めに過ぎないと思っていたら、慢性疾患には漢方医学は効果がありました。そのほかに、高校生のときですが、へその緒（臍帯《さいたい》静脈）を胸に埋めるという手術があり、それも静岡県の病院まで通って試したことがあります。そうすると、1カ月くらいは症状がよくなりました。

体調も落ち着き、帝京大学理工学部バイオサイエンス学科に入学できました。やる気も出てきた大学時代は、健康のためにも水泳を継続したいと思って水泳部を創部。学校に交渉し、プールを設置するように働きかけ実現しました。じつは数人からはじまった水泳部で大学にプールを作ってもらうまでには無謀な逸話があります。

まず水泳部はプールがないと話になりません。大学近くの栃木イトマンスイミング(現在・みゆきがはらスイミングスクール)に行き、アルバイトで社員並みに働くので、土曜の午後、1時間1レーンを無料で貸して欲しいと交渉し、受け入れてくださいました。そして徐々に部員を増やして練習もしっかりおこない、市民大会等にも出られるようになりました。

あるときふと思いつき、市民大会、県民大会に各自の得意種目に限らず、リレーを含めすべての種目に出ようと、少ない部員に号令をかけました。結果、わずか数人の参加者で50枚位の賞状をもらいました。じつは、インターハイ等と異なり、市民大会、県民大会は参加すれば簡単に表彰状をもらえるのです。その表彰状を学内食堂で教職員の目にとまりやすいところに50枚すべてを貼ったところ、その年にプール建設の認可がおりました。さらに、理工学部の創設まもない宇都宮キャンパスに、それまでなかった学園祭を、僕たちが率先して2年生のときに実現させ、学生生活は一転してアクティブなものになりました。

しかし、虚弱児だった自分でもここまで変われた！　という大きな達成感と同時に2年生の終わりになって〝燃え尽き症候群〟に襲われます。やり遂げたことで突然大学がつまらなくなり、辞めようと思い詰め、学生係に退学届をもらいに行きました。教員のサインが必要だといわれ、当時いろいろ相談しお世話になっていた西村敏男先生を訪ねました。その場で、たまたま先生から早老症（プロジェリア症候群）を取り上げた学術雑誌の記事を見せて頂いたことが、僕の運命を変えました。

早老症は、遺伝子異常により実際の年齢より急速に老化が進む病気であり、その雑誌には、わずか14歳で70歳超えの容貌に変わってしまった患者さんの写真が載っていました。何度かテレビで放映されたカナダのアシュリー・ヘギちゃんも早老症の一種です。その内容に、ものすごく衝撃を受けました。もしこの病気のメカニズムがわかったら、老化を止めることはできないにしても、進行をゆっくりにすることができるのではないだろうか……?

僕は瞬時に、「先生、僕これを研究したい」と宣言していました。「君、いま辞めるって言いに来なかったか?」とあきれていましたが、「まずは生化学を、ちゃんと基礎から学びなさい」とアドバイスされ、猛勉強の日々が始まりました。いわれた教科書を全部読み、さらに英語の文献も読まなくてはならず、英語力を鍛えようとアメリカにいた会ったことのない遠い親戚を頼ってホームステイし、ベビーシッターをしながら英語を学び、ワシントン大学、カリフォルニア大学サンディエゴ校、スタンフォード大学など有名校を体当たりで訪ねて情報収集もしました。

卒業後も修士課程に進み研究をつづけたかったのですが、母校には大学院がなく、さらに、僕にはアメリカの大学院に行く英語力と資金が不足していました。そのころ、静岡県立大学がお茶の成分を用いて老化関連の研究をしていることを知り、そこに進み現在の研究につながる〝AGEs(終末糖化産物)〟の分野に踏み出すことになります。

人の老化を決める要因は、遺伝子のみならず様々な因子が報告されていますが、細胞の働きの変化が密接に関与しています。細胞の健康は、僕たちが日々摂取している食べ物からの栄養素が大きな要因を占めます。毎日摂《と》るべき栄養素、さらに過剰摂取すべきではない栄養素があり、炭水化物や脂質・コレステロールの過剰摂取が原因で、いわゆる生活習慣病が引き起こされます。その代表的な疾患が糖尿病です。

じつは、僕が本格的に栄養学と疾病の関係を研究しようと思ったのは、自分の病気体験のほかに、修士課程にいたころ、父が糖尿病の悪化から脳梗塞を発症して倒れ、一命はとりとめたものの認知症となり、最後は多臓器不全で亡くなったことが大きく影響しています。大企業で働いていた父は、まだ50代にもかかわらず、積もり積もった日ごろの不摂生がたたって糖尿病となり、その合併症で突然寝たきりになり、帰らぬ人となってしまいました。もし糖尿病をうまくコントロールできていたなら、もっと健康に天寿をまっとうすることができたはずです。

自分の喘息は運動と漢方薬、その後のステロイド吸入薬による治療で人並みの生活が送れるほどにコントロールできるようになりましたが、過剰な糖質や脂質は血管を傷つけ、そのことが症状をますます悪化させ、薬で病気の進行は抑えられても、基本的に元どおりに回復させることは難しいのです。

つまり、糖尿病とは血管の老化である――これまで、老化研究へのアプローチをおぼろげに探していましたが、ピンときました。重要な研究テーマは目の前にあったのです。食品学をしっかりと研究し、父のように、糖尿病によって血管が老化してしまうメカニズムを解き明かしたらどうかと思うようになったのです。

本書では、僕がこれまで研究してきた病気を未然に防ぐための栄養学と食品の機能に加え、老化についての最前線の研究成果をもとにしながら、みなさんの日々の健康的な生活に役立つ食事の知恵や、栄養学と医学の意外な常識をお伝えしようと思います。また、ここに書かれている健康づくりの方法は、特別な食事やサプリメントを摂取しません。ハードな運動を課すやり方でもありません。トマトなど、日々口にする食材を使って、食事も運動もふだんの生活の中で気軽に改善策を取り入れ、意識し習慣化することで、病気にならないようにするものです。

人生100年時代を目の前にして、ただ長寿になるだけでは幸せになれません。病気つづきで病院のベッドの上で過ごす晩年では、つらい人生になってしまいます。すべての基本は自分自身の健康であり、家族の健康です。元気で若々しいカラダをつくるためのヒントを、僕なりの体験と研究成果をもとに解説したいと思います。

間違いだらけの栄養学 ――「食べ物」と「食べ方」で〝健康長寿〟になる新常識！……◉目次

第2章

老化の原因を探る！　AGEsの真実と栄養学の最前線　……47

第3章

逆転した医学と栄養学

第4章

第4章 トマトに含まれる奇跡の成分〝エスクレオサイドA〟の秘密

第5章 病を予防し健康寿命を延ばす

装丁◎杉本欣右
構成・編集協力◎上本洋子・根本英明（自在株式会社）
レシピ協力 ◎川島知穂子（管理栄養士）・浅川梨恵
本文イラスト◎勝田奈那・砂掛詩織
本文デザイン・DTP・図版作成◎サッシィ・ファム
校正◎上田康晴（オフィス銀杏の栞）
企画・編集担当◎湯浅勝也

第1章

がん・糖尿病になりたくなければ、管理栄養士の助言を聴きなさい

重篤《じゅうとく》な病の引き金になる「糖尿病」の怖《こわ》さ

■老化は血管の壁から……

２０１８年5月、人気歌手の西城秀樹さんが享年63歳で亡くなり、早すぎる死に、ファンだけでなく多くの人びとが驚いたことは、いまも記憶に新しいことでしょう。

西城さんは動脈硬化が進んで46歳のときからたびたび脳梗塞を発症し、発話がうまくできない構音障害や右半身まひが残っていたそうです。晩年はリハビリをつづけながらもステージで懸命に「Ｙ・Ｍ・Ｃ・Ａ・」の振りつけをして歌う姿がテレビにも映りました。

その西城さんが、40代の前半から糖尿病を患っていたことが、遺族の手記から明らかになり、多くのメディアが報道しました。西城さんは、ふだんから活発な運動をしているイメージが強いですが、日常は芸能界ならではの不規則なハードワークの中、真夜中の暴飲暴食やストレスなど、カラダに負荷のかかる生活をつづけていたことが、糖尿病の引き金となったのかもしれません。

糖尿病はいまや国民病といってもおかしくない病気です。この病気の何がそんなに問題かというと、脳梗塞や心筋梗塞の原因となる太い血管、さらには3大合併症といわれる「網膜症、腎症、神経症」の原因となる細い血管が早く老化してしまい、一度進行すると完治が難しい血管障害を引き起こしてしまうことです。

しかし、糖尿病が原因で脳梗塞、さらに認知症となってベッドでの生活を余儀なくされた患者さんが最終的に亡くなっても、その死亡診断書には、亡くなった日の直接的原因が記載され、「糖尿病が原因による……」とは書かれません。

実際、僕の父親は糖尿病による脳梗塞となり、5年経って亡くなりましたが、死亡診断書に糖尿病とは一言も書かれていません。倒れてからずっとベッドで過ごしていたことから、臓器全体の働きが弱まり、死亡診断書には多臓器不全と書かれていました。しかし元をたどると、糖尿病から始まり、高血糖によって血管の壁が傷ついて老化し、脳梗塞発症、多臓器不全に至ったわけです。西城秀樹さんの最終的な死因は急性心不全でしたが、父がたどった道筋とほぼ一緒でしょう。

現在、日本の死因の第1位は悪性新生物（がん）ですが、国立がん研究センターの2019年資料によりますと、がん患者はおよそ100万人います。これに対して、糖尿病患者は1000万人を超え、その予備群を含めると2050万人にのぼります（2016年、厚生労働省の国民健康・栄養調査）。

つまり、本当の死因の第1位は、がんではなく、糖尿病である可能性が大いに考えられます。

老化研究に興味を持っている僕を知ってる人に、現在、糖尿病の研究をおこなっているというと、（研究分野の違いから）転職したの？　と聞かれることがありますが、糖尿病は血管の老化を早めてしまうという面で、とても老化の研究ともリンクしているのです。

糖尿病には1型と2型があり、ウイルス感染や遺伝子的な由来から、すい臓の機能障害によってインスリンが分泌されずに発症してしまう人は1型糖尿病。本人に責任のない運が悪かった糖尿病ですが、全体の5％とわずかで、それ以外の2型糖尿病が95％を占めます。2型糖尿病を引き起こす要因は、おもに食べ過ぎ・運動不足など、生活習慣の不良による血糖値の上昇です。本来は、初期の段階で生活習慣を改善すれば治せる病気です。

ところで、日本は戦前から戦後間もないころには、糖尿病患者はほとんどいなかったことはご存じでしょうか。戦前・戦後は食糧難で日本人のカロリー摂取が少なかったことはもちろんですが、戦後は復興が進み、小麦の輸入が増え、食文化も西洋化によって、食肉からのタンパク質や油脂の摂取が増えました。

じつは、国民ひとりあたりの炭水化物摂取量は1960年代より現在のほうが圧倒的に少ないのです。それなのに、糖尿病が急増したのはなぜか。それは、日常の消費カロリーと摂取カロリーが影響しています。現在、低炭水化物ダイエットが流行《はや》っていますが、たんに炭水化物の摂取を減らせば健康になるというわけではありません。

糖尿病の増加にはいくつかの環境要因がありますが、ことに自動車の普及台数と糖尿病患者数はとても相関しており、モータリゼーションが進むと、買い物や通勤など日常の行動でクルマを使うことで運動不足が進行します。実際いま、糖尿病が増えてものすごく困っているのは、クルマ社会が急速に進んでいる中国です。また、都心はJRや東京メトロなど鉄道網の発達で、通勤・通学に伴う歩数は意外と多くなりますが、door to door《ドア・トゥ・ドア》の自動車通勤の比率が高い地方では、糖尿病の患者数は多くなっています。そのような社会的背景から、いまや日本では、成人の4人に1人が糖尿病とその予備群になってしまいました。

糖尿病を患うことは、いろんな病気の根元にもなります。そこから派生していろんな病気になり、免疫力も落ちます。それが合併症です。

糖尿病でよくいわれる3大合併症は、神経症、腎症、網膜症です。糖尿病がひどくなったら「足のケガに気をつけてください」とよくいわれますが、血糖値が上がることで血管が傷み、毛細血管の血行が悪くなることで細胞のすみずみまで血液が巡《めぐ》らず、再生力が弱まることで免疫力が下がり、神経がやられてしまうのです。

たとえば、軽い足の傷はふつう消毒するか洗ったあとバンソウコウを貼って処置します。ふつうの人ならそれで皮膚細胞が再生して傷口は治ります。いっぽう、糖尿病が進むと神経伝達が悪くなって痛みを感じず、傷口を放っておいてしまい、しかも免疫力が落ちているから、なかなか治らずどんどん膿《う》んできます。痛くもかゆくもないから、気づいたころには、足が腐ってしまう。壊疽《えそ》で足の切断という、最悪な事態も起こりえます。糖尿病は神経の病気ともいえるのです。

腎症は、いらないものをろ過する腎臓が悪くなることで、むくみや息切れが起こり、症状が進むと手足のしびれや筋肉の硬直が起きてきます。

網膜症は目の奥にありスクリーンの役割を果たす網膜の毛細血管が切れて出血し、最悪の場合は失明してしまう症状です。

この3大合併症は、すべて血管の老化をともなって起こるのです。

糖尿病になるとカラダは「ナメクジに塩」と同じになる？

■塩分も、そして糖分も水分を引きよせる

みなさんは、ナメクジに塩をかけると縮んでしまうことはよくご存じでしょう。しかし、砂糖をかけてもナメクジが縮んでしまうことを知っていますか？ 高血糖のとき、人のカラダの中では、ナメクジと同じ現象が起きています。人がナメクジと一緒だとは、ぎょっとする話ですが、そのカラクリをみてみましょう。

食事を摂《と》ることで血液内の血糖値は上がり、通常、すい臓のβ《ベータ》細胞がその状態にすばやく反応して、インスリンを分泌します。インスリンは血糖値を一定の状態に保つように作用し、それから、肝臓や筋肉へ、貯蔵のためにブドウ糖からグリコーゲンを、脂肪組織ではブドウ糖を中性脂肪に変えて、エネルギー源として蓄えます（図1）。

（図1） グルコースはグリコーゲンや脂質となって蓄えられる

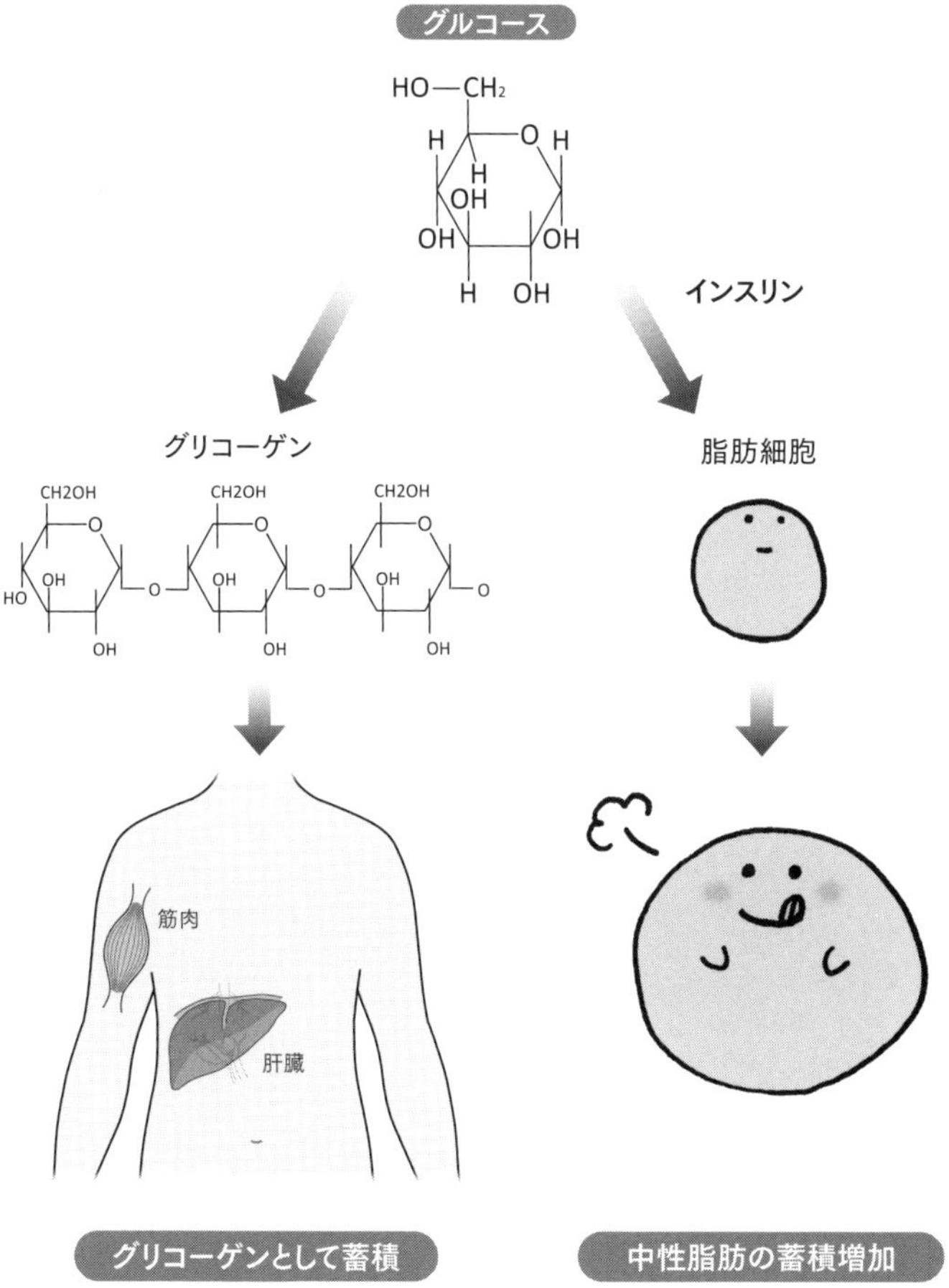

食事を過剰に摂ると高血糖になり、カラダは絶えずインスリンを出している状態になります。しかしやがて、β細胞がインスリンを出せなくなり、インスリンの血中濃度が最初は高くなっても、その後はβ細胞が疲れて分泌しなくなり、血中濃度は下がってしまいます。インスリンは血糖値を下げる唯一のホルモンで、カラダにとってなくてはならない分泌物です。インスリンが出ないと血糖値は当然高くなってしまいます。

そこで、ナメクジに〝砂糖〟の問題です。糖分や塩分は、浸透圧の作用によって水分を引き込んでしまう性質があります。だからナメクジに塩や砂糖をかけると、塩や砂糖がナメクジのカラダの中にある水分を吸い出して、ナメクジ自身は乾いて縮んでしまうわけです。食品を防腐することを考えると真っ先に、食塩による「脱水」を利用した「塩漬け」が思いつきますが、糖にも同様の作用があります。ジャムが腐りにくいのは糖分が40％以上含まれており、浸透圧の作用で細菌が脱水されて繁殖できないからです。

人のカラダも、血中の糖分が高くなると、浸透圧の作用で、カラダの水分を血管の中にどんどん引き込んでしまいます。その後、引き込まれた水分は尿として排出され、糖尿病の症状として、多尿が起きます。さらにカラダは水分不足になるので、ノドが渇いて、皮膚が乾燥します。

血中の糖濃度が高い状態がつづくと、ナメクジと同じように脱水症状が起き、水分がどんどん出ていってしまう。かつ、血中の糖分が筋肉に入れば、筋肉を動かすエネルギーになりますが、インスリン不足でその働きが衰えると、筋肉に糖分が入らないのでガス欠状態になってしまい疲れていきます。

つまり、糖尿病では、脱水による熱中症の様な状態に加え、ガス欠による強い疲労感が引き起こされます。高血糖の状態を放置するのは非常によくない理由はここにもあります。

インスリンをつくれないカラダの状態はかなり危険です。そのときは食事だけではなかなか治らないので、注射で外からインスリンを補って、自分のβ細胞の負担を減らしてあげます。インスリンを外から注入することによって自分のインスリン分泌の能力を休ませてあげ、その治療がうまくいくと、またβ細胞の疲労が取れて、またインスリンを分泌してくれるようになります。

この段階で、すい臓の機能は完全に失っているわけではなく、まだ回復できる見込みがあります。どんな病気にも、これ以上病状が進むと健康体には引き返せない〝ポイント・オブ・ノーリターン〟があります。患者全体の95％を占める2型糖尿病は食習慣、運動習慣を改善すれば予防できる糖尿病です。つまり、食習慣や運動習慣を教育することによって、啓発活動がうまくいけば、予備群含めて２０５０万人の糖尿病患者を減らせる可能性があります。しかし、病態が進行して、ポイント・オブ・ノーリターンを超えると、元には戻れません。

糖尿病関係の国の医療費がいま、1兆2千億円といわれています。啓発活動がもしうまくいけば、1兆2千億円の95％の中から、多くを減らせる可能性があります。完全ではなくても、半減はできると僕は思います。いかに啓発活動が大事かおわかりいただけるでしょう。

しかし、残念ながら、国の体制はじゅうぶんに整っていません。乳がん予防のピンクリボン運動と同様に、世界糖尿病デーがあり、11月14日は日本を含む世界各所の建物が青にライトアップされますが、日本人全体の周知にはまだまだといった状況です。

食の西洋化にともなって増えたがんと減ったがん

■冷蔵庫が胃がんの発症率を下げた

また、がんもじつは生活習慣病のリストの1つに入っています。たとえば喫煙は、好きな人にとってはやめられない生活習慣ですが、明らかに肺がんの発症率は高くなります。

食べ物の嗜好《しこう》によっても、がんの発症率は明らかに変動します。日本では昔、胃がんの発症率が世界トップでした。それが1960年ごろから、急激に減っていきました。

なぜかおわかりでしょうか?

正解は……冷蔵庫が普及したからです。昔は冷やす技術や道具がなかったので、食べ物を保存するために、何でもかんでも〝塩漬け〟にしていました。とくに日本は塩漬けの食品を好み、塩分摂取過多な国民です。塩分は胃がんとの関連性が指摘されています。ところが冷蔵庫の普及によって、塩を使わずに新鮮な肉や魚を保存することが可能になりました。塩分を増やさずにタンパク質の摂取が増え、新鮮な野菜の摂取も増えました。それで胃がんの発症率が下がったのです。

ということは、がんの発症率は遺伝子の要因だけでは説明がつかず、食生活、生活様式によって変わることが、データによりわかり始めています。

遺伝子が変わるには、何十万年という時間が必要です。余談ですが、ネアンデルタール人は30万年前にたくさんいましたが、15～20万年前にホモサピエンスが急激に増えて最終的にネアンデルタール人が絶滅しました。じつはネアンデルタール、ホモサピエンス以外にもいろんな人種がいました。ハリーポッターに出てくるホビットという小さい人はたんなる神話ではなく、本当にそういう人種がいたことが、化石発掘から明らかになっています。ホモサピエンスが20万年前くらいに勢力を増やしたことで、それから少しずつヒトの遺伝子も変わってきました。

そのくらい長い時間かけてヒトのカラダはやっと変化するのですから、戦前・戦後に糖尿病患者がいなかったのに、わずか75年で糖尿病とその予備群が２０５０万人に増えたことは、遺伝子の変化のみではまったく説明がつきません。がんについても一緒で、１９６０年以降になぜ胃がん患者が減ったかというと環境要因です。がんは生活習慣病でもあるのです。

ハリウッド女優のアンジェリーナ・ジョリーさんは母親と祖母が乳がんだったので、乳がんになりやすい遺伝子と診断されたことから、未然に防ぐため乳房切除をしたのは有名な話です。たしかに、がんの発症に遺伝子は明らかに関与していますが、それだけでがんになるわけではありません。

ちなみに、胃がんは激減した一方、別のがんが増えています。日本人のタンパク質源は、高度成長期以前は大豆発酵食の味噌や納豆が主でしたが、いまはそれより肉の摂取が増えてきました。それに昔は、食品における総カロリーに対するお米は日本がダントツ。1960年当時の日本人は、1日の総カロリーの48・3%をお米から摂取していました。それが食の西洋化によって、50年後の2010年になると、総カロリーのうちお米が占める割合は23・6%と、4分の1以下にまで減少しています。減ったカロリー分が肉の摂取に置き換わったことによって、胃がんの発症率は下がったのですが、乳がんや男性の前立腺がん、大腸がんが増えています。和食中心の食生活から肉や乳製品の摂取が増えたことと無関係ではありません。

戦後、ひとりは日本に、残りひとりはハワイに移住した日本人の一卵性双生児の人たちを、追跡調査したデータがあります。そのうち、ハワイに移住した人は、胃がんの発症率は下がったのですが、乳がんと前立腺がんの発症率は増えているというデータがありました。日本とハワイの食文化の違いによってがんの発症率は明らかに変わっているのです。

これまでと変わらない食事なのに、なぜ病気になるのか？

■生活習慣の中にかくされたワナ

高コレステロールや高血糖が原因となる動脈硬化や糖尿病の合併症など、血管の病気は、病気の状態になる前の対策・予防医学が大事になります。

その代表が「適度な運動」と「食事」です。しかし適度な運動は忙しいビジネスパーソンになると、つづけることが難しい。ジムに行く時間もままならない方も多いでしょう。運動はカラダに良くても、時間がとれない人は、日常の活動に軽い運動を取り入れる、あるいは食事に頼るしかありませんが、忙しい方にかぎって、外食も多くなりがちです。外食が増えるとわかっていてもなかなか改善できないでいると、40代になるころから生活習慣病、糖尿病になってしまう確率がグンと上がります。

「去年と同じ食事なのになぜ今年になって急に糖尿病になったの？」という患者さんがよくいるそうです。その答えは「**去年と変わらず、ふつうの生活をしていたから**」なのです。なぜふつうの生活なのに、病気になってしまうのでしょうか？

年齢とともに、基礎代謝量は落ちていきます。基礎代謝量は、筋肉量の増加にともない上がるものですが、加齢とともに筋肉の量はふつう減っていきます。また、運動によって筋肉は増えていくものですから、ふだん運動していなければ筋肉はどうしても落ちていきます。ふだんのとおり食べていると、その分代謝されず、あまった栄養はカラダに脂肪となって付き、さらに血中の糖分は上がっていくわけです。筋肉が落ちて基礎代謝も落ちた分、それまでの食べ方を変えなくてはいけないことが、これでおわかりになるでしょう。

世の中は生活習慣病に満ち溢れています。糖尿病が進行し悪化すると、最終的には人工透析を受けるようになります。週に2～3回、1回に3時間くらいベッドに横になって、機器を使って人工的に血液を浄化する処置を受けなければなりません。現在、人工透析が必要となる原因の1番は糖尿病です。糖尿病の合併症として腎症になってしまうからです。

糖尿病性腎症になり、いったん症状が進むと、人工透析をするか移植手術をしない限り腎機能を維持することはなかなかできません。早期に発見されたならば栄養指導によって進行を遅らせる程度のことはできますが、明らかに腎機能が下がった場合には、きれいに元どおりにすることは難しいでしょう。感染症や急性的な要因で腎機能が下がったのなら別ですが、じりじりと腎機能が下がってしまった場合は、これだけ医学が進んでも進行を抑えることはできないのです。

さらに問題は、それにかかる莫大な医療費です。人工透析は医療費が1年間に1人あたり500万円以上かかりますが、日本の経済成長はいき詰っているとはいえ、国民皆保険制度があるので賄《まかな》えています。しかし、発展途上国で腎臓が悪くて透析が必要になると、富裕層でない限り治療を受けられず、人工透析が必要な病状は、すなわち死を意味します。先進国でも、アメリカのように国民皆保険制度がうまく機能していない国では、低所得者が人工透析を長くつづけることは難しいでしょう。

僕が子どもだったころ、社会人は保険が1割負担でしたが、博士号を取り大学教員として社会人になって保険資格を得たその年から3割負担になりました。この大きな要因は、生活習慣病による医療費増大があげられます。日本で人工透析にかかわる費用は総額1兆6000億円ともいわれ、総医療費の4％を占めます。国の医療費の余力がなくなり、1割負担では維持できなくなってしまったので3割負担になった要因の1つが、「糖尿病」といっても良いでしょう。中国でも人工透析になると国の保険制度ではお金を払いきれないため、腎症の悪化は、死を意味します。

医療が進むいまでも腎症を劇的に良くする薬は現われず、血圧を下げる薬で徹底的に血圧をコントロールしてあげると腎機能の悪化を緩慢《かんまん》にできるものの、発症してしまった腎症を積極的に回復させることはできません。

ではどうすれば良いか。だからこそ、医師のみならず、管理栄養士の指導が社会に浸透しなくてはいけないのです。糖尿病や動脈硬化などの生活習慣病は進行してから処置しては遅い。一度病気の状態になると戻れません。病気の進行を妨げるためにも栄養学が大事になります。

問題は、給料が比較的安い管理栄養士の処遇

■栄養のスペシャリストがますます必要になってくる！

栄養士は養成施設として認められた学校でのカリキュラムを履修《りしゅう》することで、都道府県から免許が交付されますが、その上位資格であり、国家資格である管理栄養士は、医療従事者として、より高度な知識が要求されます。

栄養士は主に健康な人たちの食の栄養指導業務にかかわるのに対し、管理栄養士は傷病者や特別な配慮が必要な人びとに対して、栄養指導や食事に関する管理をおこなっていきます。いわば「栄養のスペシャリスト」です。ところが、日本に約20万人いる管理栄養士は、アメリカなどにくらべるとあまり社会的地位が高くありません。僕は

これが非常に問題だと思っています。

管理栄養士になるには、4年制の管理栄養士養成施設を卒業しているか、栄養士養成施設での年数と卒業後の実務経験の年数が合計して5年以上なくてはなりません。資格を取るにも、それなりの知識と経験が必要です。でも実際は、管理栄養士の勉強をしても大学卒業後、数割しか管理栄養士になりません。管理栄養士になっても、給与が決して高くないからです。

運よく企業の研究開発部門に入れると、管理栄養士の資格で給料に手当がつきます。病院や保健施設で管理栄養士になるより給料が比較的安定して保障されますが、高いとはいえません。

かつての僕の後輩が、大学を卒業してある地方自治体の職員になり、管理栄養士として働きましたが、「初任給は手取り14万円くらいです」とこぼしていました。25年ほど前の話です。市職員の給料は最低賃金より高いはずですが、それでも国家資格を持って14万円では、生活していくにも大変だと、暗澹《あんたん》たる気持ちになりました。

最新のデータを見てもその状況は変わりません。人事院が発表した「平成30年職種別民間給与実態調査」によれば、新卒の大学卒管理栄養士の初任給は月額18万1000円、短大卒栄養士で16万4000円です。

厚生労働省の調べでは、平成30年の大卒の初任給平均は20万7000円、短大卒で18万1000円ですから、管理栄養士という国家資格取得者の方が平均より低いのは明らかです。また、平成30年4月時点の管理栄養士の給与平均支給額は26万3500円。年収にすると300万円強が実態といえるでしょう。

医療関連の職種で比較すると、医師の平均支給額が92万円、薬剤師が34万円です。准看護士は管理栄養士と同レベルの26万4000円ですが、管理栄養士をわずかに上回っており、このデータからも管理栄養士の給与水準の低さがおわかりいただけるでしょう。

栄養学を十分に学ばない医学部の実態

■大切な分野なのに報われない……という現実

医学部のカリキュラムでは栄養学はそれほど重視されず、関連する授業がほとんどないか、1科目程度しかありません。その内容も、肝炎や腎臓病のときはタンパク質を減らしましょう——くらいの知識は医師に教えていますが、僕が研究する食品機能性に関するものなどは、見渡してもまったくないというのが実態です。

いま、テレビでも書籍でも、医師によるダイエットや健康のための栄養学が話題になっています。実際それらの番組は視聴率も高く、たくさんの書籍がヒットしています。しかし、栄養や食品機能に関する知識を専門的に学んでいるかどうか、少なくとも大学という場においてそれを習得しているかというと、疑わざるをえません。僕が調べたところ、全国86大学の医学部のうち、栄養に関する科目のある大学は21校にとどまりました（45ページ表1参照）。

コ・メディカル（医療従事者）に関連する職種には、医師以外にも、薬剤師、管理栄養士、看護師、理学療法士などがあります。予防医学はまさに管理栄養士の仕事です。コ・メディカルが大学で学ぶ期間は、医師は臨床実習があり6年制です。薬剤師は以前4年制でしたが、医師と同様に臨床薬剤師を育てるために2006年から6年制になりました。管理栄養士も病院で入院患者に栄養指導します。とくに生活習慣病などで入院した患者に対しては、臨床で管理栄養士の指導は欠かせず、6年制に移行を希望する声も出ています。

しかし現在、管理栄養士の履修年数は6年制になっていません。医学分野はとても授業科目が多く、順調に単位を取っている学生でも4年生の土曜日に授業があるほど、科目の履修はハードです。僕も教員として、日本女子大で管理栄養士コースを担当していましたが、学生たちの授業は、詰め込みという状況でした。しかし、それだけ苦労して授業を受け、単位を取って国家試験をパスして管理栄養士になっても、管理栄養士の給与体制ができていないので、なりたい人がどんどん減ってしまっているのが実情です。ましてや、6年制が求められていても、6年間学費を払って卒業後に収入が期待できる職種になっていないようであれば、勉強して栄養士になろうという学生はますますいなくなってしまいます。

ふつうの親は、子どもが国家資格を持っていれば食いっぱぐれがないだろうと思いますから、管理栄養士コースの受験倍率はけっこう高くなっています。場所によって管理栄養士コースは偏差値60を超えて、時として医学部よりも偏差値が上になるほどです。学生たちにアンケートを取ると、1年生のときは管理栄養士になるという気持ちが高いのですが、管理栄養士になるための学外実習を受け、さらに給与の現実を目《ま》の当たりにすると、管理栄養士を希望する者は学年があがるにつれて減少してしまう。これはとてももったいない話です。

医師が専門的に栄養学を学ぶ機会が少ない教育システムの現状で、管理栄養士に求

（表1） 栄養に関する科目のある大学医学部の一例

■大学名	■『栄養』がつく科目
山形大学	臓器疾患学：内分泌・栄養代謝コース（3年次）
千葉大学	生化学（代謝・栄養）
東京大学	生化学・栄養学、生化学・栄養学実習、病態栄養治療学実習
信州大学	薬理・栄養検査学 、栄養学
獨協医科大学	消化吸収と栄養の科学（2年次）
北里大学	医化学・栄養学（2年次）
昭和大学	内分泌・代謝・栄養（3年次）
帝京大学	母子の栄養（助産学専攻科）
日本大学	内分泌・代謝・栄養（3年次）
日本医科大学	生化学・分子生物学(代謝・栄養学（2年次）、内分泌・代謝・栄養（4年次）
浜松医科大学	臨床栄養学（6年次）
三重大学	生化学 ・ 栄養学
神戸大学	代謝と栄養（2年次）
兵庫医科大学	内分泌・代謝・栄養の疾患（3年次必修）
鳥取大学	基礎栄養学（2年次必修）
山口大学	内分泌・栄養・代謝病態系
徳島大学	栄養生理機能学・栄養カウンセリング論・疾患栄養管理学など（計18科目）
川崎医科大学	内分泌・栄養・代謝系（3学年）
佐賀大学	栄養科学（1年次一般教養科目）
鹿児島大学	内分泌・代謝・栄養（3年次）
久留米大学	臨床栄養学（3年次必修）

められる役割や期待はものすごく高いのに、安い給料しか保障されないようでは、学生に「頑張れよ」といっても、頑張った先にそれに見合う未来がないのでは申しわけが立ちません。

その前に国やわれわれが、管理栄養士が職業として報われる体制をつくってあげないといけない。そして医師も、もっと栄養や食品機能についての知見を得たうえで、生活習慣病患者の予防や予後の指導をすべきです。そうしないことには、国民の健康は守れないと僕は強く危惧しています。

第2章

老化の原因を探る！AGEsの真実と栄養学の最前線

HbA1C《ヘモグロビンエーワンシー》でわかる糖尿病の危険水域

■過去にさかのぼってバレてしまう

血糖値はいつも一定に保たれるわけではなく、内的および外的な要因で上がったり下がったりします。血糖値はグルコース（ブドウ糖）の値を測るものですが、グルコースは朝、昼、晩の食事で炭水化物を摂取すれば上がり、インスリンが分泌されて下がりますが、その後おやつを食べてちょっと上がり、またインスリンが出て……、というように、1日の中で何度も上下動を繰り返します。グルコースはインスリンの働きで肝臓や筋肉に取り込まれたあと、お互いが鎖状にどんどん結合したグリコーゲンという物質となりエネルギーを貯蔵します（27ページ図1参照）。そして空腹で血糖値が下がりはじめると、今度はグルカゴンというホルモンの働きで肝臓のグリコーゲンが分解して血中に放出され、血糖が維持されます。

また、驚いたり怖がったりしてドキッとなるときにも血糖値は上がります。「あっ、ゴキブリ!」という場面ではびっくりして、心臓がバクバクするでしょう。なぜ驚くと鼓動が早くなるかというと、これは動物的本能として、心拍(エンジン回転)をあげて血糖(ガソリン)も高めて、敵からすぐに逃げられるようカラダの準備をするからです。また、ストレスもアドレナリンの分泌を高めて血糖値を高めてしまうので、仕事などの慢性的なストレスも糖尿病になりやすくさせてしまいます。

空腹時の血糖値を測ることによって糖尿病かどうかがおよそわかります。糖尿病は、読んで字のごとく尿に糖が出る病気ですが、血糖が高くなりすぎると本来出るべきではない血糖が、尿中に染み出てきて甘い香りがしてきます。母に聞いた話ですが、昔、まだ日本が汲み取り式のトイレだった時代、汲み取り業者の中には、し尿の中に甘い香りが混ざっていると、「あなたの家に糖尿病の人がいるよ」と教えてくれる人もいたようです。

糖尿病には、明らかに糖尿病の人と境界型（予備群）の人がいます。境界型は、まだ治療が必須ではないけれど、高血糖ですよ、と診断される人です。それではどのように糖尿病が診断されるのでしょうか？　先に述べたように血糖値はちょっとしたことで上がり下がりがあり、偶然、いまドキドキしているのかだけでも違ってきます。「あなたは間違いなく糖尿病です。すぐに治療が必要です」なのか、「ちょっと様子を見ましょうか」なのか、血糖値は絶えず変動するので確定診断は難しいときがあります。

そこで、病気か否《いな》かを測る指標として、血液中のタンパク質と糖が反応した物質を測る方法があります。この反応は、グルコースがタンパク質にくっつくことから、グリケーション（糖化反応）、あるいは最近はより簡便に糖化ともいわれています。とくに血液中でグリケーションを受けるタンパク質としてヘモグロビンが有名です。

ヘモグロビンとは、赤血球の中にある酸素を運ぶタンパク質のことで、それが肺で酸素を受け取ってカラダの末梢《まっしょう》まで運んでくれます。酸素を末梢で放出したあとは二酸化炭素を捕まえて肺に戻し、呼吸を介して排出してくれる、酸素と二酸化炭素の出し入れをおこなってくれる働き者です。赤血球の寿命はおよそ120日。新しい赤血球が生まれて、赤血球が古くなって酸素と二酸化炭素のやり取りを終えてお役目御免で消えていきます。

さて、血液中の糖濃度が絶えず高いとヘモグロビンもグルコースがくっついてしまい、ゆっくりゆっくりと結合物であるヘモグロビンA1C(HbA1C)というものに変わります。このHbA1Cの値を測ることで、過去1～2カ月、かなり高血糖がつづく生活をしていたか、あるいは少し高め、もしくは正常レベルであったか、血糖値変動の平均値がわかるわけです。

糖尿病の境界型とは、(1)HbA1c6・5%未満で、(2)空腹時血糖値が110～125mg/dL、(3)75gブドウ糖負荷後2時間の血糖値が140～199mg/dLのいずれかを満たしている人をいいますが、HbA1C7以上は、明らかに糖尿病と、確定できるマーカー(指標)として世界中で測定されています。まして、この値が10を超えると、危険な域まで糖尿病が進んでいるといって間違いありません。

たとえば、2型の糖尿病患者が明日糖尿病の定期健診なので、「お医者さんに叱られないよう食事制限しよう」と、前日や前々日から食事に気をつければ、たしかに血糖値は低めになります。

しかし、ＨｂＡ１Ｃは過去１～２カ月の変動なので、「この患者さん、今日の血糖値はさほど高くないので数日間は頑張ってるようだけど、ＨｂＡ１Ｃは低くないので、ずっとは努力してないな……」とバレてしまうのです。

タンパク質とグルコースが結合するグリケーションがさらに進行すると〝ＡＧＥｓ〟に変わります。

ＡＧＥｓは、Advanced Glycation End-products の略称です。英語表記からわかるように、「グリケーションが進行した最終生成物」、それがＡＧＥｓです。ＡＧＥｓの和名には色々とありますが、ＡＧＥｓを専門に討論する学会である日本メイラード学会（ＪＭＡＲＳ）から、ＡＧＥｓの和名を「終末糖化産物」に統一しましょうという提案がなされました。

ＡＧＥｓには最後に複数形のｓが付いていますが、その字のとおり、いろいろな種類があり、代謝異常から多様なＡＧＥｓができてきます。

糖尿病合併症の指標として注目される〝AGEs〟

■メイラード反応はカラダに良いか悪いか？

先にあげた網膜症、腎症、神経症という3大合併症のほかにも糖尿病になるといろんな病気が起こります。認知症となるアルツハイマー病やがんの発症率が上がるというデータもあります。糖尿病になると3大合併症の起こる頻度《ひんど》がものすごく上がりますが、なぜか10年経っても合併症が発症しない人と、5年くらいですぐ合併症が出てしまう人がおり、どうしてこのような違いが起こるのかがわかっていません。これだけ医学が進歩しても、ひとたび糖尿病合併症が起こってしまうと、その治癒は難しく、なかなかすっかり元どおりには治せません。

HbA1Cは、糖尿病の血糖コントロールのマーカーとしては疑う余地がありませんが、**ＨｂＡ１Ｃの値と糖尿病合併症の発症率は必ずしも相関していない**のです。ＨｂＡ１Ｃが高いことは高血糖状態が長くつづいていることを意味して、血糖が組織に入りにくいことによる疲労感や、浸透圧の関係で多尿からノドが渇くなど、カラダに悪いことが起こります。さらに、ＨｂＡ１Ｃが高いことは糖尿病合併症が発症する可能性が高くなるので、気をつけなければいけないと、医師は注意喚起します。しかし、ＨｂＡ１Ｃが高くても合併症に必ずしもなるわけでなければ、それは糖尿病のマーカーではあっても、合併症のマーカーとはいえません。合併症が5年で出る人、10年超えても出ない人の違いは何なのか？　いったい合併症のマーカーとなるものはあるのか？　世界中で研究者が糖尿病合併症のマーカーを探しています。

そこでいま、先ほどのＡＧＥｓが合併症のマーカーになるのではないだろうかと、医学界から注目を集めているのです。

ＡＧＥｓができるときには、メイラード反応が起きています。これはタンパク質、アミノ酸と糖を水に溶かしておくと茶色になる反応です。たんなる糖質とアミノ酸との化学反応なので、加熱することによってその反応は高まります。この反応は、ルイ・カミーユ・マヤール（Louis Camille Maillard）というフランスの食品化学者が１９１２年に報告したことから、彼の姓のフランス語発音でマヤール、日本ではもっぱら「メイラード反応」と呼ばれています。

１００年以上前から研究されてきたメイラード反応は、私たちがふだん口にするものにとても関与しています。たとえば、ミソやしょう油の茶色は、メイラード反応によって起きています。コーヒーの香ばしい香りと色もメイラード反応ですし、ビールやソースの茶色もです。照り焼きやローストチキンなど、適度な温度で肉を焼くときや、ホットケーキやトーストを焼くときの香りと茶色い焦げも、すべてメイラード反応なのです。食品に褐変反応《かっぺんはんのう》を起こし、ＡＧＥｓを生成し、独特の風味を醸《かも》し出します。なお、食品のメイラード反応で生成する褐変物質は、ＡＧＥｓのみならず、複雑な重合構造を持ったメラノイジンともいわれています（57ページ図2参照）。

食品のメイラード反応は日本でもたくさんの研究者が調査していますが、これを食べることがカラダにとって良いか悪いか、諸説あり結論は出ていません。過去20年の間に、メイラード反応を起こした食品は、生体に有害であるという研究をしている学者も出てきています。230℃で20分加熱した食品を高ＡＧＥｓ含量食として、この摂取が血管内皮機能に悪影響を及ぼすという研究結果が2006年にドイツの研究者から発表されました。しかし、われわれが彼らのマニュアルに従い卵《らん》アルブミンとグルコースの混合液を加熱して実験したところ、20分後には炭化してしまいました。ＡＧＥｓは加熱によって促進されますが、230℃の過熱では糖質がメイラード反応を起こす前にカラメル反応、炭化も起こり、さらに食品全体には脂質過酸化物など複数の物質変化が起き、生体に悪影響を及ぼすのはＡＧＥｓだけとはいえず、有害と断定するには根拠に欠けると考えられます。

それよりも、メラノイジンは脂質の酸化反応を抑制し、メイラード反応でできる香気は血圧を低下させ、自律神経の鎮静作用を起こすなど、生体にとってプラスの効果を示す研究も多くあります。ネスレ（世界最大の食品・飲料会社）がイタリアで発売しているエスプレッソコーヒーのラベルには抗酸化物質としてメラノイジンが明記さ

（図2） メイラード反応とAGEs生成

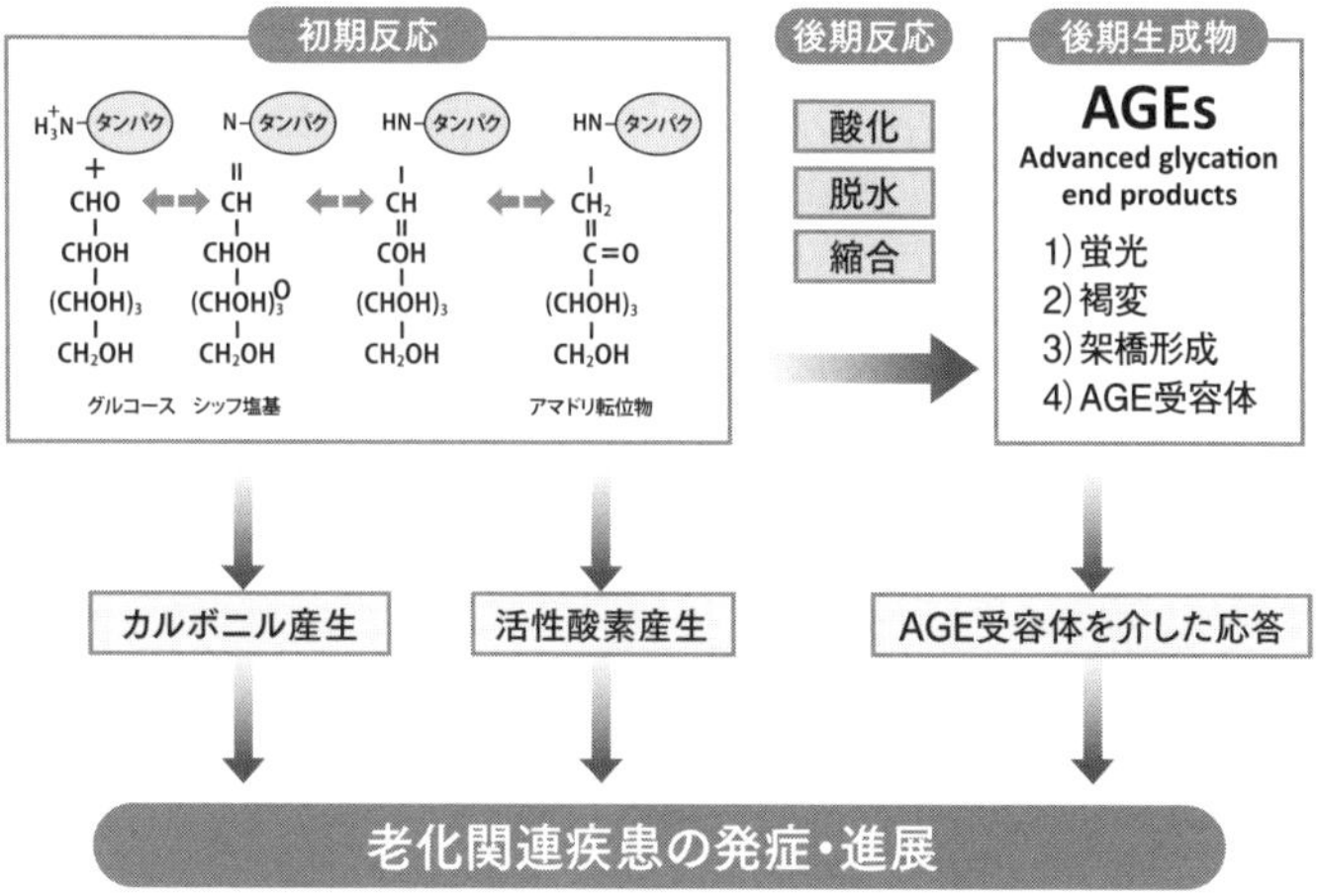

本反応は進行にともない、カルボニル化合物や活性酸素が産生します。また、生体にはAGEs化したタンパク質を認識する受容体も存在し、タンパク質の変性やAGEs受容体を介した炎症反応など、生体に対して、さまざまなマイナス作用が起こり、老化関連疾患の発症・進展に関与することが報告されています。

れているほどです。(永井竜児『食事中のＡＧＥｓは有害？　無害？　日本抗加齢医学会アンチ・エイジング医学』メディカルレビュー社。Vol. 15, No. 1. 77-82. 2019)

ところが、メイラード反応がカラダの中で起こると、これは明らかに有害です。たとえば炭水化物を食べたときは、勝手に分解されていくのではなく、糖が数珠《じゅず》状に結合したデンプンをタンパク質からなる酵素を使って個々の糖に分解し、その糖の骨格をさらに違う酵素がチョキチョキと切って分解して、さらに別の酵素の働きで最終的にはＡＴＰ（アデノシン三リン酸）というエネルギーが作られていきます。

このように、炭水化物を分解してエネルギーに変えるには、さまざまな酵素の助けが必要ですが、この酵素タンパク質がメイラード反応を受けると働きが落ちてしまい、炭水化物を分解できなくなってしまいます。炭水化物のみならず、カラダのさまざまな代謝にも酵素タンパク質が関与しており、また皮膚や血管を構成するのは構造タンパク質といわれるコラーゲンですが、コラーゲンもＡＧＥｓ化を受けると立体構造が変わってしまい柔軟性が落ちてしまうということが起こります。さらに、血管を構成する内側の細胞（内皮細胞）にはＡＧＥｓとくっつく受容体というものがあり、ＲＡ

GE（Receptor for AGEs）といわれています。生体でAGEsができると、血管内皮細胞に存在するRAGEに結合し、炎症反応が起こってしまいます。つまり、体内でAGEsができると、炎症反応を促進し、腎症・動脈硬化を悪化させ、血管障害を起こす恐ろしい〝悪者〟に変身してしまいます。

AGEsを測定して健康管理に役立てる

■カラダに悪いものは溜めこまないという知恵

健康医学は、やはりカラダの不調や老化を実感し始める中高年から年配の方が、とくに興味を持つ分野です。そのことから、僕がいま研究を進めているAGEsの分野もだんだんと注目され始めています。AGEsが体内に蓄積されるのとされないのとでは、老化の質にも差が出てきます（61ページ図3参照）。

人生100年時代のQOL（Quality Of Life：生活の質）を考えるのであれば、だれもが活《い》き活きと健康で活動的な老後を送りたいと願うはずです。それには、バランスの良い食事と適度な運動などの健康習慣が不可欠です。

逆に、不適切な生活習慣と運動不足がつづくと体内にAGEsが蓄積し、そのことで代謝はさらに低下するという悪循環が起こり、さまざまな疾患が発症してしまうリスクが格段に上がります。不健康な老化とAGEsの蓄積は、比例する関係にあるというのが、間違いないところです。だからこそ、AGEsをカラダに溜めこまない、予防医学としての栄養学が必要になるのです。

僕は2010年から皮膚のAGEsを測定する機器の共同研究をシャープ株式会社と始め、2016年に指先のAGEsを安定して測定できる「AGEsセンサ」という機器を開発しました。

AGEs化を受けたタンパク質は、蛍光性を発するという性質を持っています。蛍光性とは、あるエネルギーの高い波長の光を当てると、少しエネルギーを吸収して、

（図3） 加齢および老化関連疾患にともなうAGEs蓄積の増加

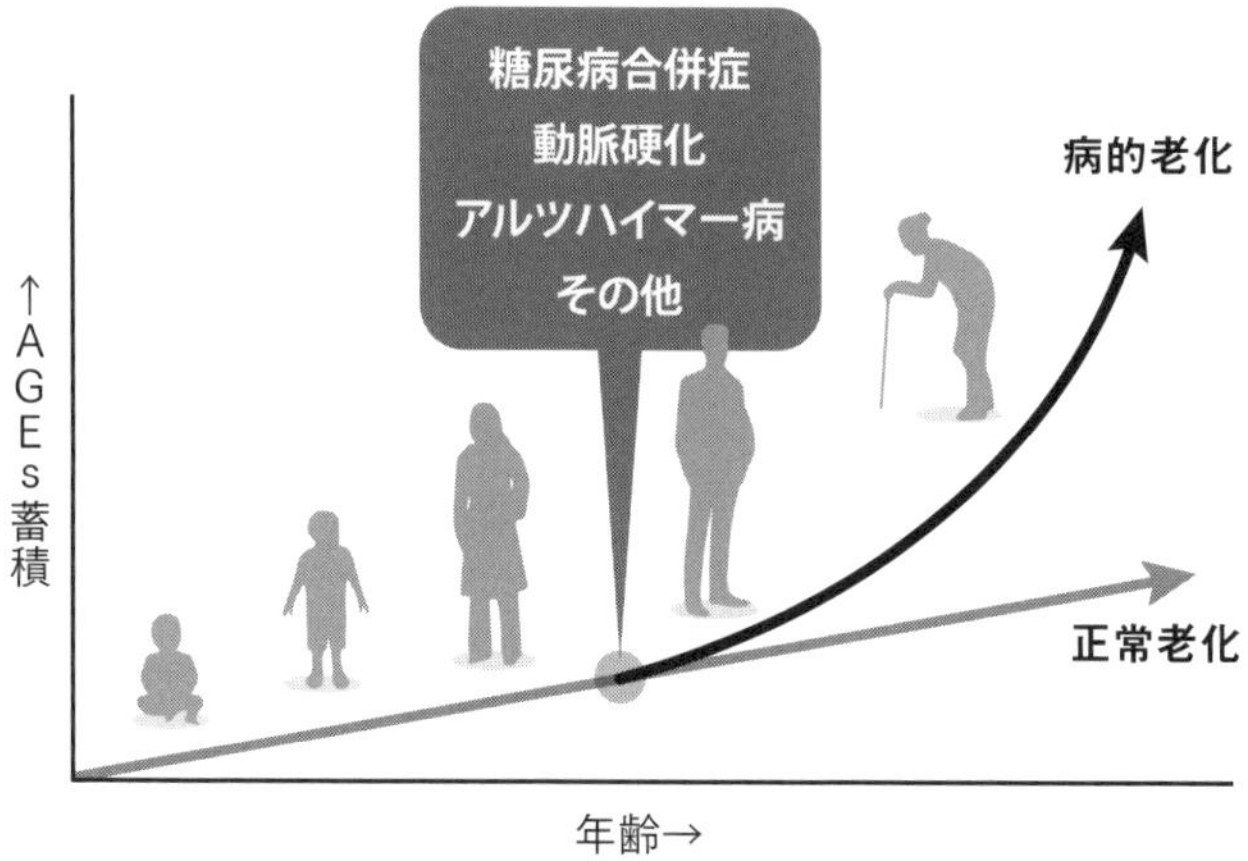

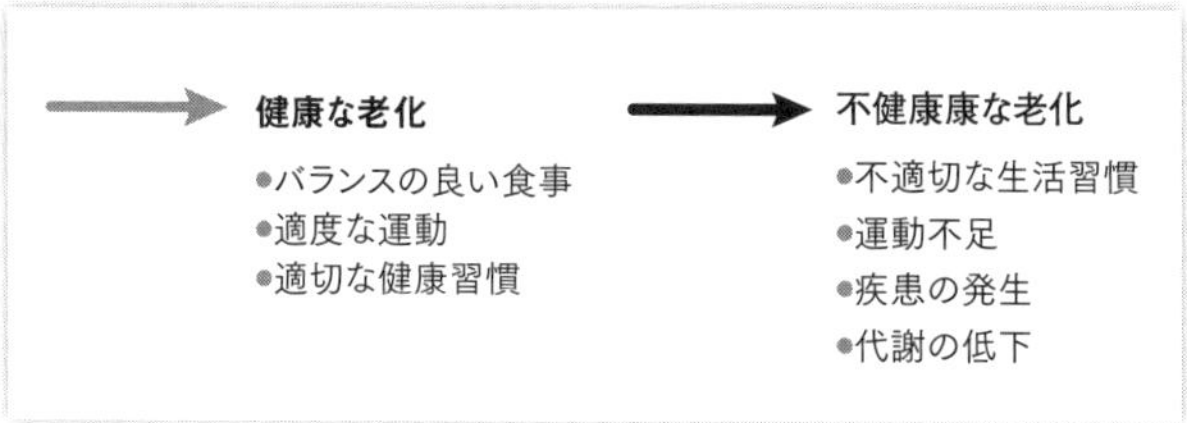

当てたときより少しエネルギーの弱い光が返ってくる現象です。光を当てるとピカピカと光る蛍光ペンを思い浮かべてください。AGEsも光が当たるとピカピカと光る性質を持っています。さて、AGEsに限らず、蛍光性で物質を測る際、褐色の物質があると蛍光を遮《さえぎ》ってしまい、うまく測定することができません。皮膚に存在する褐色の物質は、メラニンです。皮膚のメラニンが蛍光性による皮膚AGEsの測定を邪魔してしまうのです。

光で皮膚AGEsを測定するというアイデアは以前からありました。海外製のAGEs測定器もAGEsの蛍光性を利用して測定しているため、メラニンの影響を受けてしまいますが、開発された国が白人が多くいるオランダであったため、ヨーロッパの国々では測れていたのかもしれません。10年以上前から海外の機器が日本でも紹介されていますが、一般的な糖尿病外来ではほぼ見かけることはありません。その理由は、日焼けせずとも基本的にメラニン含量の高い黄色人種の日本人では、うまく測れていないのが原因と思われます。

シャープと共同開発したAGEsセンサは、指先のAGEsを測ることに着目しました。指先は、メラニンができにくい組織の1つで、アフリカ系アメリカ人でも指先はあまりメラニンが溜まっていないのです。さらに測定のいくつかのノウハウを組み合わせて、日本人の皮膚ＡＧＥｓ測定精度はとても向上しました（64ページ図4参照）。

２０１０年から50台以上の試作機を作成し、２０１７年に発売に漕《こ》ぎ着けました（65ページ図5参照）。２０１８年は年間５００台以上を販売し、ＡＧＥｓ測定技術がいま、まさに脚光を浴びようとしています。

どのような場所で活用されているかご紹介しましょう。まず、アンチエイジングドックです。これは最近注目される「抗加齢」のための人間ドックです。日本抗加齢医学会はアンチエイジングドックについて、従来の人間ドックに加えて、血管、ホルモンレベル、感覚器の老化度チェック、活性酸素と抗酸化能バランスチェックなど、加齢によってカラダに生じるさまざまな変化を検査することと定義しています。アンチエイジングドックを実施することで「老化という兆候や症状についても、検査により早期発見、早期治療、生活指導をおこなうことによって、加齢、老化の予防を実現する

（図4） AGEsセンサの概念図

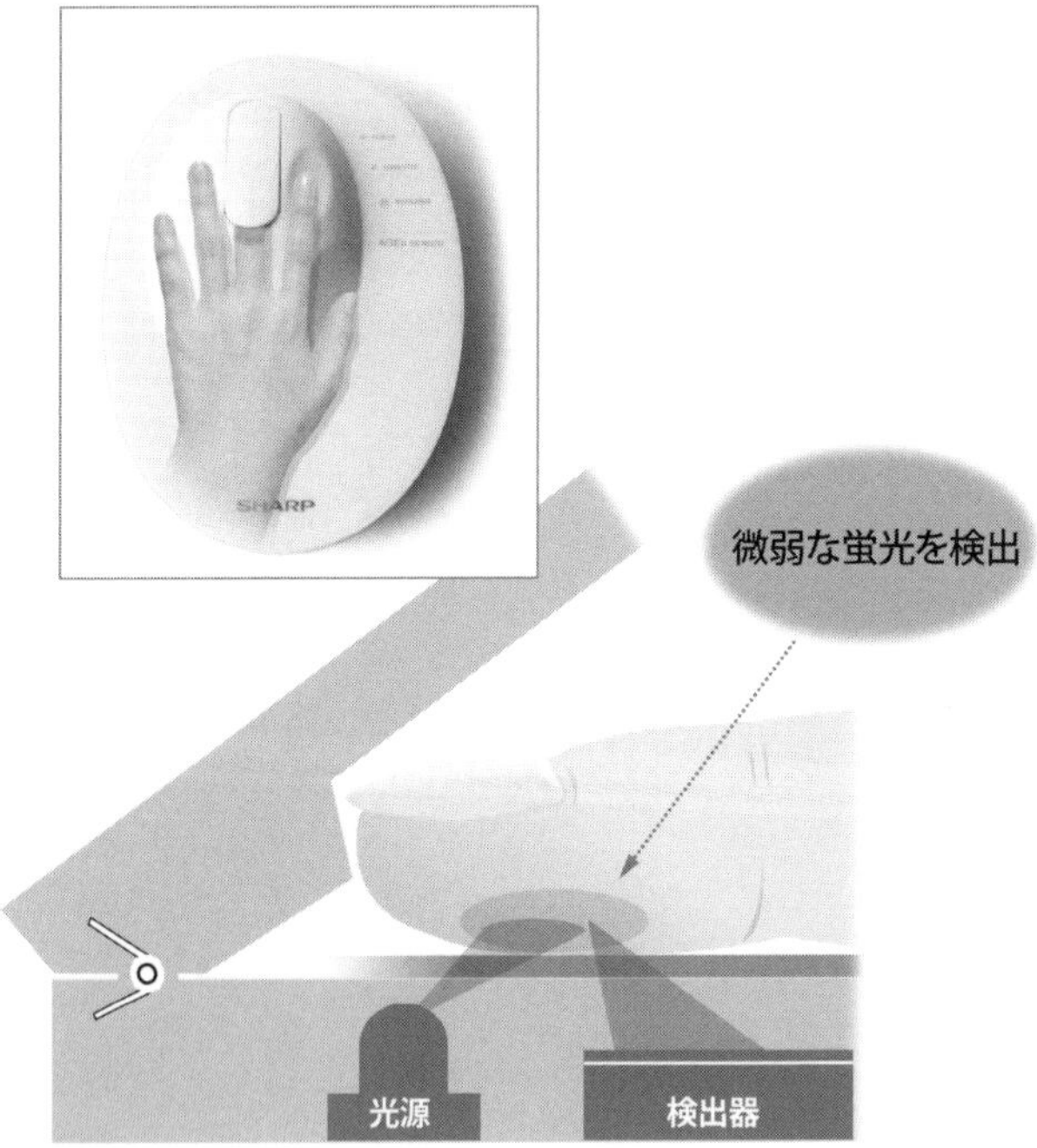

蛍光ペンは光が当たると特定の色にピカピカと光るように見えますが、あれが蛍光です。AGEsのなかには、特定の光を照射すると蛍光を放つものがあり、測定にはこの性質を利用しています。指先には、この蛍光を測定する場合に問題となるメラニン色素がほとんど含まれないことから、肌の色や日焼けの状態に影響されにくく、測定精度は向上した。

（図5）AGEsセンサの開発

◉2011 Probe type

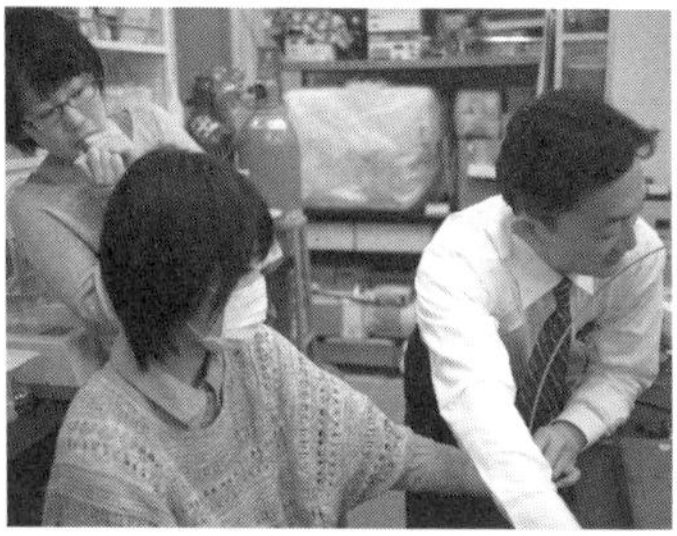

◉2013 Clip type

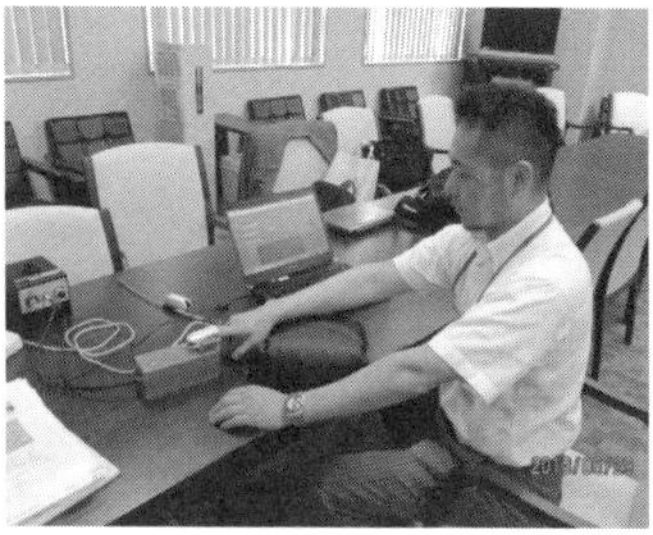

◉2014 Built-in type

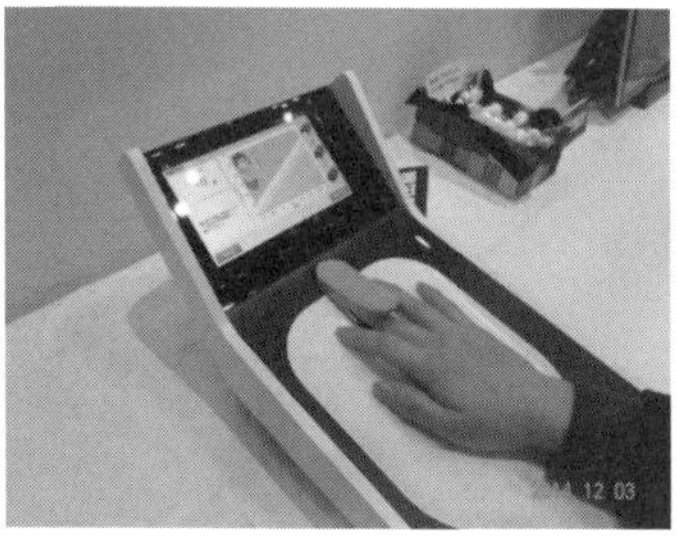

◉2016

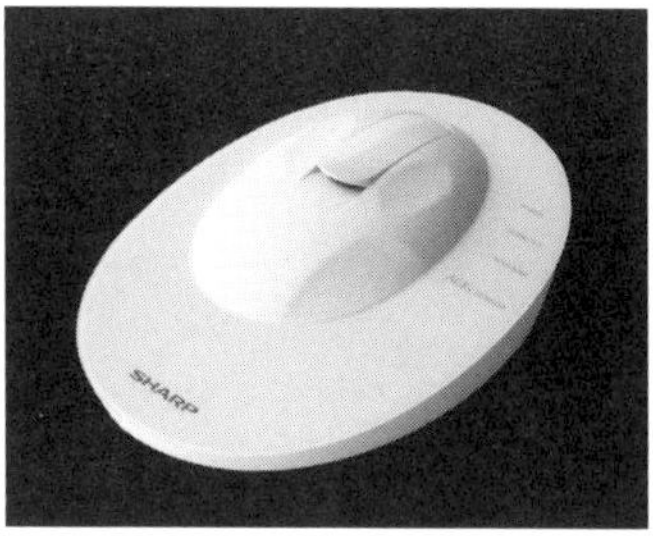

ことが可能」とうたっています。

つまり、老化の兆候を見つけ、早い時期から対処するために、受診者の生活の質を根本的に変える食事指導、運動指導、ストレスケアをおこなうのがアンチエイジングドックの基本です。このようなドックは、民間医療機関のほかに大学の健康センターなどが実施機関となっています。このような施設にＡＧＥｓセンサが導入されているほか、調剤薬局や病院、スポーツジムでも指先でＡＧＥｓを測定する機器を顧客サービスのために購入するところが増えています。最近は熊本空港でも設置されています。

われわれは、２０１３年に指先をつまむクリップタイプの測定器を開発し、２０１４年、２０１６年とどんどんバージョンアップして、いまの円盤型のＡＧＥセンサが上市《じょうし》されました。２０１７年、東京ビックサイトで開催された展示会でＡＧＥｓセンサを紹介したところ、長蛇の列ができ、測定のデモンストレーションは1時間待ちになるほどでした。そしていまや、ＡＧＥｓ測定器の国内市場シェアの87％まで、われわれが作った測定機が占めるまでになりました（２０１８年富士経済調べ）。

この機器は、検査時間1分足らずで、おおよその生体AGEs値を把握できます。1台80万円と、軽自動車を買うより安いくらいの価格で、個人で購入するには高額ですが、トレーニングジムや会社での共同利用を考えると安価であり、どこにでも設置が可能なコンパクトさです。そういうことで、シャープと共同研究した機器が市場に受け入れられたのだと思います。

人間ドックや健康診断の受診の際、生活習慣病かどうかを測る目安に、学生時代より10キロ以上増えているかどうか、という診断基準があります。基本となる骨格は学生のうち、20歳ごろまでにはできているでしょう。そこに10キロ増えるという原因は、運動して筋肉が増えたという人もたまにはいますが、ふつうは過食して脂が増えたことによる肥満です。

そして糖尿病合併症を含む生活習慣病の問題は、カゼをひいたときにノドが痛くなったり頭が痛くなったりとは違って、進行段階では全然痛みがないので、病状が進行するまで自覚症状がなく、処置が遅れてしまうということです。「生活習慣病や合併症に注意してください」といっても、マーカーもなければ自覚もないとなると、自己管理して病気予防をする意識や行動になかなか結びつきません。そのときに、何か「ほら、○○だから合併症を気にしてくださいね」というマーカーがあると良いね、という発想から、シャープとこの機器の開発をつづけたのです。

この診断装置による測定は1次検査の役割を果たします。指先のＡＧＥｓ値が高い人は、2次検査を受けて血液中のＡＧＥｓをより精密に測ります。ＡＧＥｓとは総称名で、糖代謝からできるＡＧＥｓ、脂質代謝からできるＡＧＥｓなど複数あります。2次検査では、これらＡＧＥｓをまとめて測り、「いまは糖代謝は大丈夫ですが、脂質代謝がおかしいですよ」など、この検査システムを使っていろいろな代謝異常のＡＧＥｓを診断し、早い段階で注意喚起してあげることができます。

それによって、生活習慣病の進展を抑えてあげることができるのです。ＡＧＥｓセンサは医療機器ではないので、薬剤師や管理栄養士、さらには事務員でも使えます。ですからいろんな施設での購入が進んでいます。従業員の健康状態のスクリーニング（適格審査）のために産業医が率先して導入しているところもあります。

さまざまなＡＧＥｓを一般の人間ドックで測れるようにしようという動きも出ています。政府系の研究機関である科学技術振興機構（ＪＳＴ）ではＡＧＥｓ測定診断の研究が採択されました。５年以内をメドに、日本中の人間ドックなどでＡＧＥｓが測れるようにすることが目標です。生活習慣病、糖尿病合併症のマーカーが３０００円くらいのオプション検査で測れるようにする、という国家的なプロジェクトが始まったことで、ＡＧＥｓの認知度は飛躍的に高まることが期待できます。最終的には、１兆２０００億円かかっている国の糖尿病に関する医療費削減と、２０５０万人いる糖尿病とその予備群の人たちに、いかに自覚を持たせるかという大きな目的にむけて研究が進められています。

われわれのプロジェクトに対して大きな関心を持つ大手企業も現われ始めています。ＡＧＥｓが正確に測れるようになると、いろいろな製薬会社や食品会社が、ＡＧＥｓ阻害剤となるサプリメントを作るようになるでしょう。実際、カラダの中のＡＧＥｓが正確に測れるのは、日本では僕の研究室くらいです。各メーカーでも研究していますが、僕の研究室が解析し、現在は、ＡＧＥｓの生成を抑えるという天然物を見つけて、介入試験を実施したところ、ヒトでも効果がたしかにあったことで、サプリメントの製造販売も始まっています。

日本新薬が開発し、２０１９年10月に販売開始した「マンゴスティア」というサプリメントは、ＡＧＥｓ阻害剤では初めて機能性表示食品として受理されました。

特保（特定保健用食品）や機能性表示食品は、表示を取るまでの研究が大変です。それが取れたことで、これから加速度的なＡＧＥｓ認知度向上とサプリメント普及が期待されます。

また、東海大学と参天製薬との共同研究で、ＡＧＥｓ阻害作用が高いヒシエキス（ヒシ果皮ポリフェノール）とルテインの混合摂取が、糖尿病モデルラットにおける白内障（水晶体混濁）の予防作用を示すことが明らかとなりました。この研究成果をもとに、ヒシエキスとルテインが配合された「サンテ ウェルビジョン」が商品化されています。

ヒトの白内障を予防できるサプリメントの開発には長い期間を要し、なかなか実現されませんでしたが、動物試験において効果の確認がなされたこのようなサプリメントが世に出ることによって、白内障患者が減ることを期待しています。

さらに、僕たちの研究室では食育の一環として、正しい食事習慣を教えるために、AGEsをテーマにしたアプリ開発をいま計画しています。スマホのiPhoneやAndroidで使えるアプリ開発に向けて、資金集めと研究を進めているところです。

現在、厚生労働省でも予防医学のためにAGEsの研究に積極的に助成をしています。AGEsの測定技術への注目とニーズはますます拡大すると予測しています。

この5年以内にAGEsは一般常識となって、その測定検査が健康度を測るスタンダードとなると期待しています。

近い将来、AGEsを測定する検査技術は健康診断の中にふつうに組み込まれるようになるでしょう。

肥満対策に本腰を入れ、栄養の大切さを啓蒙《けいもう》するアメリカ

■食のバランスと運動がお腹周りの脂肪を決める

栄養がカラダと健康に及ぼす影響がいかに大きいか、ここまでのお話しからも、みなさんにもおわかりいただけたかと思います。義務教育では家庭科や保健体育の授業などで基礎を学び、なかには栄養教諭免許を取得した教員が「食の自己管理能力」や「望ましい食習慣」などの栄養指導をしていきますが、あくまで任意であり、その後の大学医学部での講義も含めてみると、一般の人びとへの栄養学の普及や啓蒙、そして医師やコ・メディカルに対する教育は十分とはいえません。

じつは、先進国アメリカでも順風満帆ではなくて、みなさんもご承知のように、いき過ぎた豊かさの国ゆえに、国民の多くが肥満や生活習慣病に悩まされています。ア

メリカでは、エディ・マーフィーが扮した映画『ナッティ・プロフェッサー　クランプ教授の場合』のような、お腹が突き出た体型の人が大勢街を歩いています。アメリカ政府はこれではいけないと、1990年代から肥満対策に取り組み始めました。お腹周りに脂肪がつくのは油脂の摂り過ぎだということで、脂肪分カットの食事を推奨し始めたのです。

アメリカで浸透している「フードピラミッド」の図をみなさんは見たことがあるでしょうか。アメリカでは国民の肥満増加に加え、さらに1980年代に糖尿病患者が増加し、社会問題化したので脂質の摂取を減らそうと、日本の農林水産省にあたるアメリカ農務省が1992年に「フードピラミッド」を作ってアメリカ国民に周知しました（75ページ図6参照）。

農務省が作ったフードピラミッドは、脂質を減らす分、お腹がすいたら炭水化物の摂取量を増やして、このバランスで食べてほしいという指針のもとに作られました。しかし、これを打ち出しても肥満者は全然減らなかったのです。「脂質が悪」と捉えられ、油分や肉の摂取を減らした分、シリアルやパン、パスタ、スナックなどの炭水化物の過剰摂取を引き起こしてしまいました。これらの食品は、安価でスーパーでも手に入りやすいことから、逆効果になってしまったのです。

なぜ炭水化物が良くないかというと、カラダの中で脂肪に変化するからです。それに、油は高カロリーでも効用がいろいろあります。脂分の含まれた食事は満腹感を維持してくれるし、なかには脂肪の燃焼を助ける油もあります。最近はＥＰＡやＤＨＡなどのオメガ３脂肪酸の摂取が、心疾患の発症率を下げて健康の維持に大切であると、何度か聞かれたことがあると思います。

結局、米政府が推奨したフードピラミッドによる栄養指導が、肥満者を逆に増やす事態になってしまいました。

これはまずいとアメリカ農務省は危機感を強め、初期のフードピラミッドを改変して、個人の状態に合わせて栄養の組み合わせを選ぶ、「マイピラミッド」を２００５年に発表し、普及推進に取り組みました（77ページ図7参照）。

これまでのフードピラミッドに比べて、新しいフードピラミッドでは炭水化物と脂

（図6） 初期のフードピラミッド

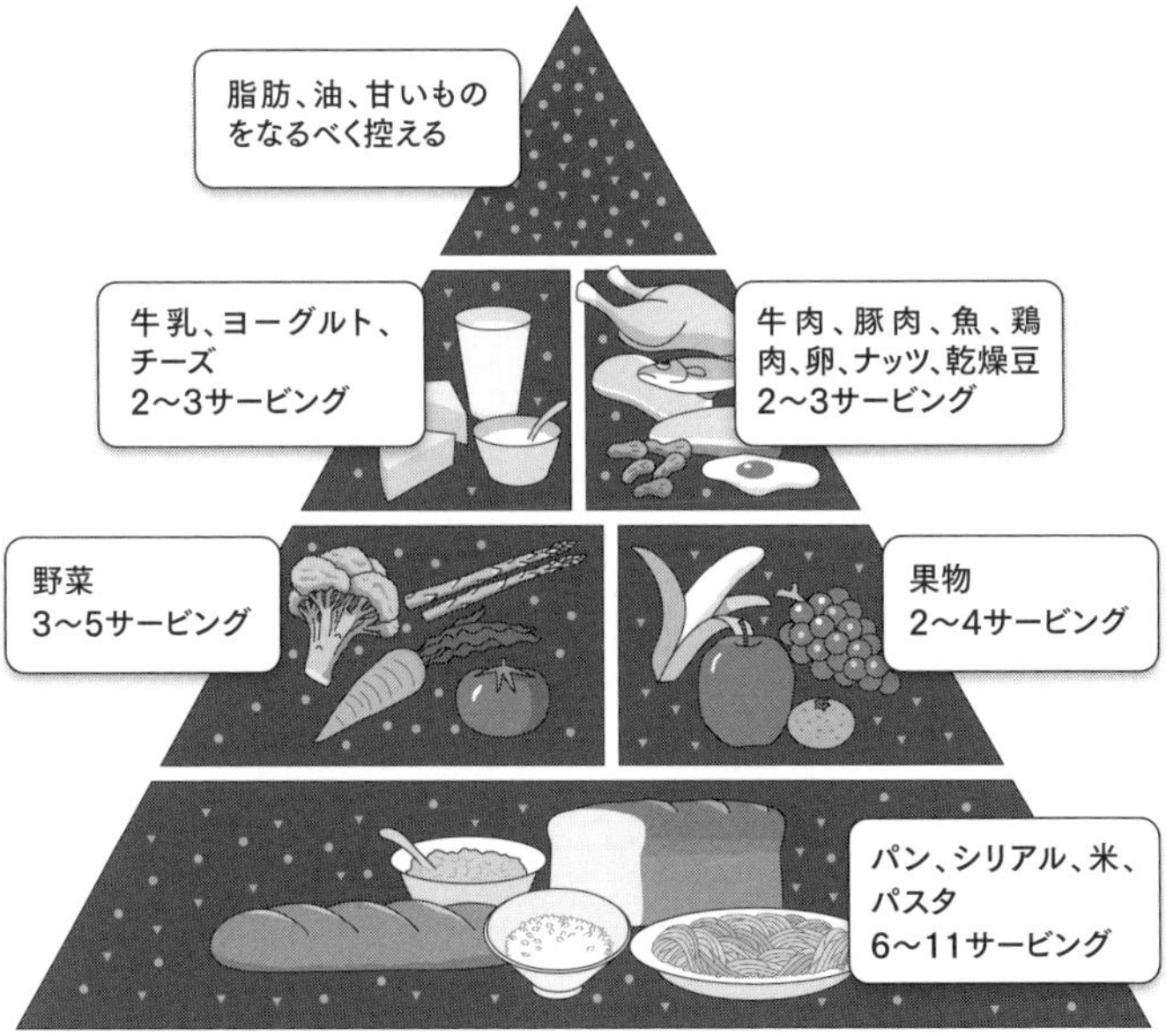
脂肪、油、甘いもの
をなるべく控える
牛乳、ヨーグルト、
チーズ
2～3サービング
牛肉、豚肉、魚、鶏
肉、卵、ナッツ、乾燥豆
2～3サービング
野菜
3～5サービング
果物
2～4サービング
パン、シリアル、米、
パスタ
6～11サービング

■ 脂肪（含まれるもの、または添加したもの）　■ 糖類（添加したもの）
これらは食品中の脂肪と添加した糖類を示す。

「脂肪はカラダによくない」そして「炭水化物はカラダによい」というメッセージを伝えるためアメリカ農務省が作成した。この主張は広く浸透したが、いまでは疑問が投げかけられている。

（注）各食品の1サービングの量については、
http://www.nal.usda.gov:8001/py/pmap.htmを参照。アメリカでは食品のラベルにサービングサイズの表示が義務づけられている。

質の位置がほぼ真逆になっています。この指針では、ダイエットには炭水化物も減らさないとダメですよ、とうたっています。

さらに2005年にはバランス良い栄養摂取と日々の有酸素運動の重要性が強調された、マイピラミッドが発表されました。バランスよく食べることのほかに、ジョギングのように走らなくても、ちょっと汗ばむくらいの有酸素運動を日々繰り返すことをすすめています。普及用のポスターには階段を上る人のイラストが描いてあります。

僕自身、父親が糖尿病で亡くなっているのと、肺機能が弱いことから、可能な限りエレベーターは使わず、駅のホームも階段を使って軽いトレーニングを日に何度も繰り返すよう心がけています。早歩きや階段の利用くらいの軽い運動を、継続的におこなうことが、日々消費カロリーを高めるには有効なのです。ゼーゼーと息を切らさず、軽い会話をしながらでもできるレベルの日々の運動が大事。それが現在のアメリカ農務省が推奨するマイピラミッドの運動療法です。

なお、2011年からアメリカ農務省は、1食のなかで野菜、果物、穀物、肉や魚・

（図7） マイピラミッド（改訂されたフードピラミッド）

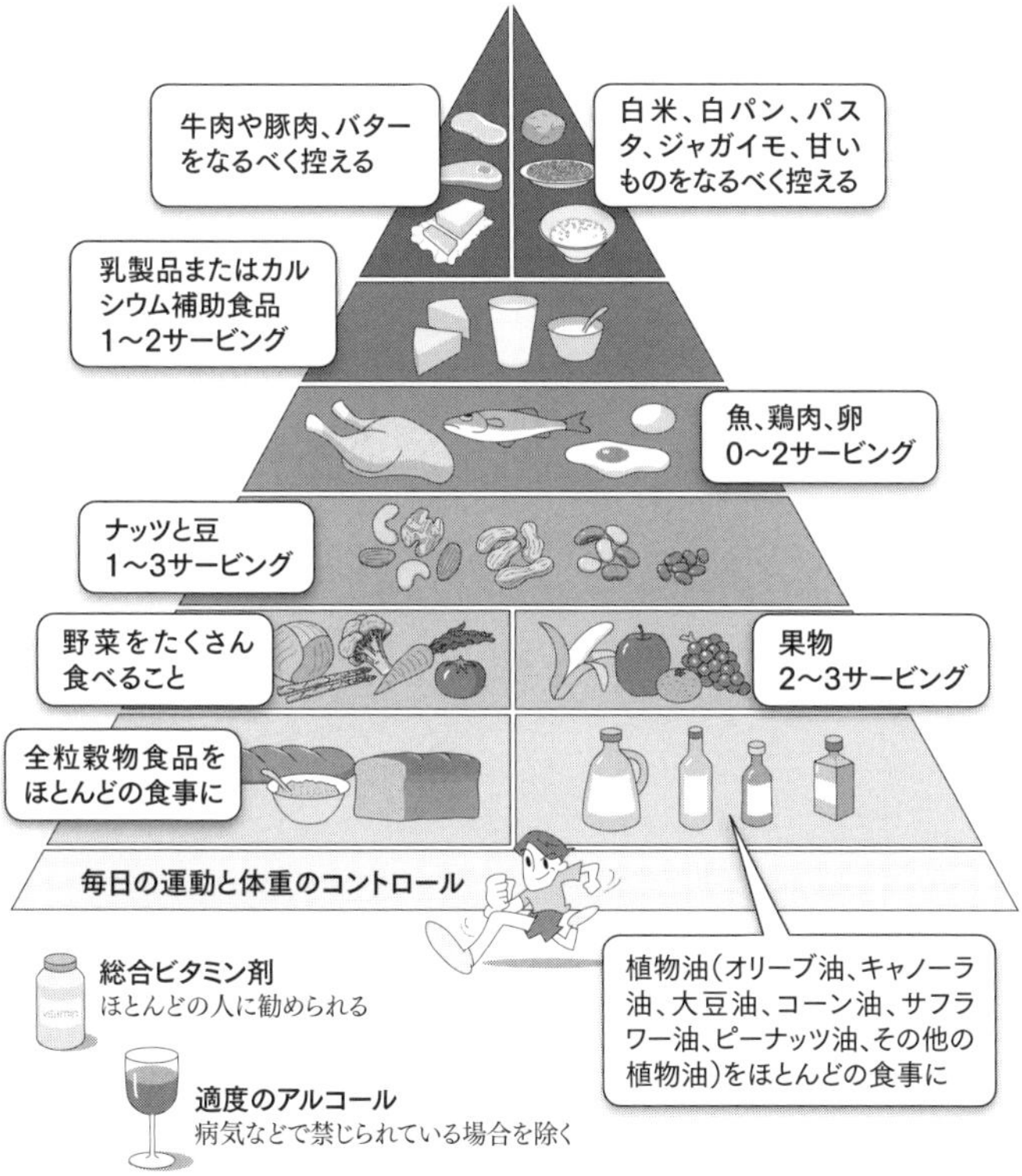

（図6）の初期のフードピラミッドと比較して

炭水化物の摂取量の変化に注目！

豆などのタンパク質、低脂肪か無脂肪の乳製品をそれぞれ選び、バランスをとりながら食べる「チューズマイプレート」の運動を展開しています（図8）。マイピラミッドでは結局、自分が何を食べればよいかわからないとの意見を受け、啓蒙活動としてよりわかりやすい形に工夫されています。

たとえば、チューズマイプレートの専門ウェブサイトに自分のデータを入力すれば、必要なカロリー量を指示してくれます。また、食事はいままでより少なめの量を心がけ、食事の半分は野菜と果物にし、穀物の半分は精製した小麦粉や米より、全粒粉や玄米の摂取をすすめるなど、より具体的な指針に落とし込まれています。

このように、過去のフードピラミッドの失敗もあって作り替えられ、さらにマイピラミッドでは運動の大切さを訴えたほか、チューズマイプレートの考え方を打ち出したことで、アメリカ社会において栄養学が格段に進歩しました。

肥満大国であるアメリカは試行錯誤を繰り返しながら、政府の施策やキャンペーンを積極的に展開した結果、栄養学が一般に広く浸透している栄養学先進国となりつつあります。

（図8） チューズマイプレート

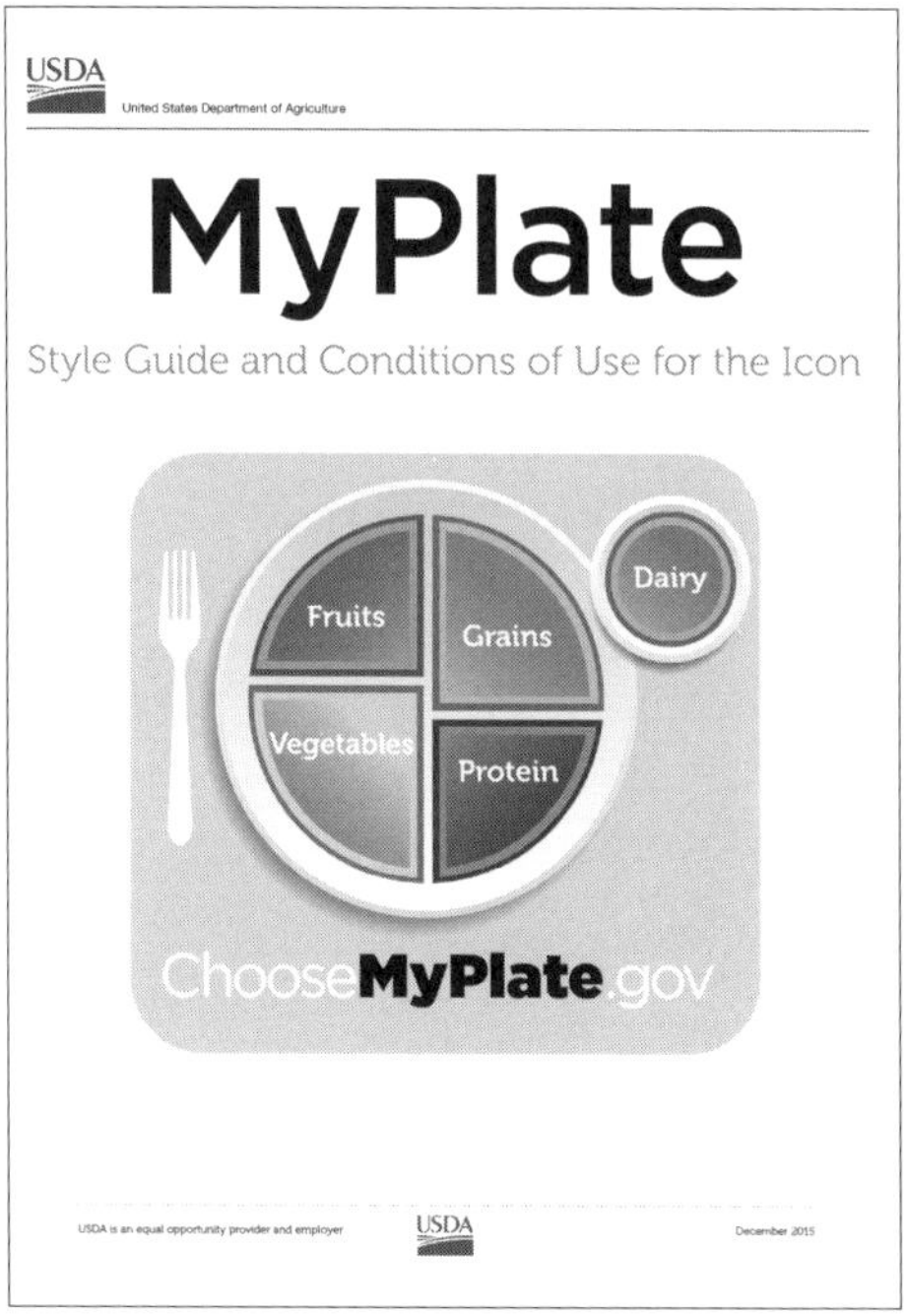

アメリカ農務省“ChooseMyPlate” https://www.choosemyplate.gov/ より

健康意識の醸成とともに管理栄養士の地位が向上

■医療の分担化が進んでいるアメリカ

いまやアメリカのウォルマートなどの大型スーパーへ行くとサプリメントコーナーが必ずあり、ここは薬局なのか？　と思うほど棚一面にサプリメントが並んでいます。

これはアメリカが長い間、国民皆保険制度を敷《し》かず、しかも医療費がとても高いことが影響しています。自分の身は自分で守る個人主義が根底にあるアメリカでは、日本のように保険制度が整備されていないからこそ、自分で病気を予防しようという気持ちが非常に高く、サプリメントの需要がすごく伸びたのです。

そのアメリカでも、バラク・オバマが大統領就任時に国民皆保険制度導入を打ち出したことで、健康を守るための社会保障制度を待望する機運が高まりました。しかし、それに大反対するグループがありました。それは保険会社です。国民皆保険にしたら民間保険に入ってくれる人が少なくなってしまうではないかという理由から大反対したのですが、最終的に議会は国民皆保険制度にあたる「オバマ・ケア」を２０１０年に成立させました。

ただし、オバマ・ケアは日本のような公的医療保険ではなく、低所得者に補助をしながら民間医療保険への加入を義務づけるものでした。それによって保険会社からの反対はなくなったものの、財政への負担から、トランプ政権となってからオバマ・ケアへの反対意見が大きくなっています。議会や裁判所でも制度に対する疑問や違憲判決などがなされているものの、現在も制度は維持されています。

しかし、保険制度が導入されたいまでも、アメリカの医療費が高額であることは変わりなく、一般市民の間では予防医学や健康管理への意識が高まるとともに、サプリメントが発達し、同様に管理栄養士の地位も高くなったといえます。

また、アメリカでは医療の分担が進んでいます。日本と同じように医師は医療のトップとして権威がありますが、薬に関しては専門家の薬剤師に聞きなさい、栄養学に関しては専門家の管理栄養士に聞きなさいというように分担されているのです。

アメリカでは、健康診断や病気の治療の際、その病気の原因が食習慣にあるとわかり、生活習慣や食事の改善が必要と診断されると、管理栄養士との面談とカウンセリングが始まります。生活習慣病もしくはその疑いのある人が管理栄養士の指導を受けるのは、アメリカ社会では当たり前の光景となっています。

何でも「お医者さんが言うなら間違いない」は間違い!?

■予防医学への関心が医学界を変える

いっぽう、日本を見ると、管理栄養士の地位が依然として低い状態です。なので、健康管理にまつわる食事法や栄養の相談は、とりあえずお医者さんに指導を仰ぐのが一般的でしょう。しかし、医師はどのくらい栄養学を知っているのでしょう。前章で指摘したように、これは難しい問題です。

食品機能学をおこなう僕の研究活動が知られるようになり、時折、テレビ出演の機会をいただきます。ある番組では、東京でのスタジオ収録の日程があわず、僕が勤務する熊本の東海大キャンパスまで番組収録にきてもらいました。僕への取材部分は解説VTRを流してもらいましたが、番組メインの部分はテレビ局でタレントさんたちとともに医師が出演して、食品機能と有効成分について僕の研究データを解説していました。

しかし、診療で超多忙な医師がこのような食品中の有効成分を自分で分析したり、有効成分を壊さない調理法を検討したりするわけがなく、時折、テレビで調理法まで解説させられているお医者さんを見ると少し気の毒にも感じます。調理法は調理師さんではダメなのでしょうか？　医師は目の前にいる患者さんを治療するのと再発を防止するのが第一の使命です。医師自身が食品の成分を分析して測ったり、栄養の摂取による病気発症率の比較検討をしたりする必要性は無論ありません。

ところが、一般の人は、食事指導も調理法も「お医者さんが言うのだから間違いない」と思うものです。社会一般では、予防医学がすごく大事なのに、調理師さんや管理栄養士さんよりは医師の言葉を信じてしまう傾向があります。

これは一概に世の中の現状を批判することはできません。食品学や食品衛生学の教科書を開いてみると、敗戦間もないころの日本の食品事情は衛生的にも極めて粗悪で、それを見るに見かねて連合国軍最高司令官総司令部（ＧＨＱ）の指導の下、公衆衛生という概念が作られたことが書いてあります。

それまでは、たとえば購入した食品が腐っていたとしても、警察に訴えることくらいしか方法はなく、それらを取り締まる法律はなかったのです。その後、高度経済成長とともに日本の食事情は改善しましたが、同時に食べ物の西洋化にともない、摂取総カロリーにおける米飯の割合が減り、逆に脂質の摂取が増加、自家用車の普及ともあいまって生活習慣病が急増しました。

生活習慣病予防の啓発活動がさかんに耳に入るようになったのは最近のことです。

つまり、終戦直後や高度経済成長の時代は、生きることに精一杯であったため、病気はなってから考えるものであり、「病気にならないように考える」という概念は希薄だったのです。そのため、時代の流れで、予防も含めて「病気に関することはとりあえず何でも医者に聞け」となっているのでしょう。

しかし、いまや生活習慣病による血管障害など、一度発症すると治療が極めて困難な疾患が急増している時代であり、なってからでは遅いので、病気にかからないようにする予防の重要性が急浮上してきています。生きることで精一杯の時代から、生活の質（ＱＯＬ）を高めて豊かに生きる時代、つまり、「かかってからの治療」から、「かかる前の予防」へと意識の変革期にきているため、健康番組に人気があり毎日のように放映されているのでしょう。

だからといって、目の回るような緻密《ちみつ》なカリキュラムを抱えた医学部の教育に、これ以上、予防を目的とした栄養系・食品系のカリキュラムを増やすのは得策とは思えません。

言うまでもなく、すでに医学部には治療を目的とした栄養学のカリキュラムはあります。たとえば急性アルコール疾患や腎症になった人には、タンパク質制限の療法があります。カラダにとって余分なタンパク質は窒素に分解され、さらに窒素を体外に排出しようとアンモニアに分解にし、カラダにとって有害なアンモニアは肝臓で尿素にかわって腎臓でろ過されて尿中に出てきます。しかし、腎機能が悪くなると尿素を出す機能が下がってしまうので「タンパク質の摂取を控えましょう」と指導しなくてはなりません。

また、高血圧の患者の血圧を下げるためには、血中の塩分が増えると先ほどの浸透圧の問題から血液に余計に水分を取りこむようになり、血液量が増えることで血圧が上がるため、医師は「塩分を控えましょう」と指導します。お医者さんにも予防のための指導も含めて、基礎的な知識を把握してもらうことは大切ですが、予防を目的とした栄養学・食品機能学はアメリカのように、食品科学者や管理栄養士といった専門家に任せたほうが良い成果が得られることでしょう。

予防医学の浸透と強化は管理栄養士がカナメ

■糖分・塩分過多の都道府県が平均寿命を下げている

日本でもすべての病院や医師が栄養学の知識が不足しているわけではなく、医師の教育カリキュラムに栄養学を積極的に取り入れている大学病院もあります。東京慈恵医科大学元教授の宇都宮一典先生は代謝内科を専門とし、栄養学を診療のプログラムに効果的に活用され、管理栄養士とコラボレーションして予防と治療の栄養指導に大変力を入れています。

そのほかに、注目すべき大学に、徳島大学があります。生活習慣病予防については早い時期から教育・介入する重要性を認識し、管理栄養士の役割の重要性を自覚して、医学部の体制を初めから整えていました（45ページ表1参照）。これにはわけがあります。徳島は糖尿病患者がすごく多い県でもあるからです。

考えてもみてください。地方出身の方なら実感を持っておわかりになると思いますが、地方ではアメリカ人の社会と同様に、通勤、買い物、レジャー、病院通いも、家からどこかに移動するときは door to door でクルマを使っています。農家の方や肉体労働に従事している人は仕事でカラダを動かしますが、事務職の方の場合は、大都市でない限り通勤はクルマ。ジム通いや週末に趣味のスポーツに興じることがなければ、ほとんど肉体を酷使することはないでしょう。

しかも、徳島は砂糖を使った甘い菓子や料理も日常的に好んで食べる県民性で、これでは適度な運動を心がけていない人は、糖尿病になるリスクが高くなります。

その結果、平成5～30年の間に、糖尿病死亡率は19回も都道府県別ワースト1位です。全国平均よりかなり高い死亡率で推移しています。平成30年の糖尿病死亡率のデータをみると、1位は塩分過多がしばしば問題になり平均寿命が短い青森、うどん県の香川、同じく塩分過多な東北の秋田・福島、甘いものが好きな鳥取も同様に糖尿病死亡率が高い。そういう背景もあって、徳島大学では糖尿病の予防医学に非常に力を入れています。医学部の中に医学科と医科栄養学科を並立し、医師による医療と予防医学の栄養学を両立させ体系的に教えている数少ない大学です。

最近は、神奈川県でも黒岩祐治知事が「未病」をテーマにして、病気になる前のグレーゾーンに対する改善策や未病対策産業の振興を通じて健康寿命を延ばす政策に力を入れています。神奈川だけでなく、生活習慣病の予防と健康対策はどの自治体にとっても重要な課題であり、また国の医療費抑制にも直接かかわる課題です。

大事なことなので繰り返します。**病気になる前に予防するための栄養学は、食品科学者や管理栄養士の仕事**です。しかし、日本ではまだ管理栄養士の地位が理解されず、残念な状況にあります。僕たちが進める老化と食品機能の研究は、予防医学という点でその状況に風穴を開けることができるのではないかと思いながら、管理栄養士とも連携を深め、日々研究に奮闘しているのです。

第3章

逆転した医学と栄養学の常識

カラダに良いと思っていた
食べ方やダイエットが、
じつは間違いだった！

ダイエットをすると逆に痩《や》せにくいカラダになる⁉

■間違ったダイエットは減量に必須である骨格筋を退化させる

ダイエットは、若い女性にとって、また体重増加が気になる中高年にとって、永遠のテーマです。しかし、戦前・戦後の食糧難のころは、多少ふっくらとした女性のほうがモテていたのではないでしょうか。歴史をさかのぼって平安美人の絵を見ると下膨《しもぶく》れの顔が特徴的です。

かつて国が貧しい時代は、ふっくらとしている人が、富の象徴だったり、健康だったりと考えられていたわけです。

しかし、科学技術の進歩によって交通の利便性が上がるにつれてカラダを動かす機会は減り、食べ物に満ちあふれるようになると、ふつうに太ります。そういう時代には、お金をかけてジムに通い、運動しないと痩せられません。

運動が面倒だからと、ダイエットフードに頼る人も多いでしょう。世の中には糖質抜きダイエット、脂質抜きダイエットなど、さまざまなダイエット情報があふれています。しかし、ダイエットのやり方によっては、痩せにくいカラダになってしまうことだってあるのです。

まず、短期的なダイエットがよくない理由をあげましょう。朝バナナダイエットやりんごダイエットなど、特定の食品だけを摂《と》って食事量を減らし、短期的に体重が落ちるダイエットが流行することがたびたびあります。こういうダイエットをすると、たしかに体重は一時的に落ちます。

数値的な効果は見えるのですが、じつはこれが曲者《くせもの》です。短期的に痩せるダイエットは、脂肪ではなくて筋肉が落ちているのです。

筋肉の細胞は〝大食《ぐ》らい〟で消費カロリーが高いのです。クルマなら当然、燃費が良いほうが好まれるのですが、人間のカラダは、これほどの飽食の時代、ふつうの生活をしているとカロリーオーバーで生活習慣病となってしまいます。人間のカラダは燃費が良いと困ってしまいます。進化の歴史から考えると、われわれホモ・サピエンスは産業革命以降の数百年の飽食の時代よりも、それ以前の20万年に及ぶ飢餓《きが》の時代が圧倒的に長かったため、食べたものを効率的に脂肪として蓄えられるような「倹約遺伝子」を持っているといわれています。これは飢餓の時代を生き抜いたホモ・サピエンスの生存戦略でもあったのでしょう。この生存戦略が飽食の時代になると、むしろ自らの首を絞めることになります。

なぜなら、骨格筋細胞が肥大して活発にカロリーを消費してくれないと、摂取カロリーのほうが上回って適正体重を保てないわけです。

骨格筋細胞は、脂肪細胞より消費カロリーが高いという性質を持ちます。一方、脂肪細胞には白色脂肪細胞と褐色脂肪細胞があり、白色脂肪細胞は、脂肪をエネルギーとして蓄える、いわば脂質の貯蔵庫です。もう一方の褐色脂肪細胞はそれを分解して熱にする脂の燃焼組織として機能します。この褐色脂肪細胞は、カロリーを多く消費してくれますが、残念ながら年齢にともなって減少してしまいます。白色脂肪細胞の消費カロリーは筋細胞ほど高くありません。

クルマ社会による door to door の生活をしていると、カラダを使う機会が減り、それにともなって骨格筋量も減ってしまうので太ってしまいます。よって、いかに日常生活の中にこまめに運動を取り入れて骨格筋量を維持するかが大事になります。運動量が下がると、骨格筋がどんどん退化して痩せ細ってしまいます。

食べないダイエットや栄養素を偏《かたよ》らせるダイエットは、見た目は痩せても、それは脂肪が落ちているのではなくて、骨格筋が痩せ細っていくだけなのです。摂取する栄養素が減ったとき、カラダを動かすエネルギーは、カラダについている脂肪よりも、肝臓や筋肉にあるグリコーゲンのほうが先に使われます。グリコーゲンは、糖質が数珠状につながったものでエネルギーの産生源となります。

血糖値が下がりすぎると、脳にエネルギーを供給できず気絶してしまいます。そこで、血糖値を維持するために肝臓に貯蔵されているグリコーゲンが分解して血中に放出され、血糖値が維持されています。なお、筋肉に貯蔵されたグリコーゲンは血糖維持には使われず、筋細胞の活動のみに利用されます。

食事の摂取量が過度に減ると、貯蔵されていた肝臓や筋肉のグリコーゲン量が減り、今度は血糖を維持するために、あまり使われていない部分の骨格筋を分解してアミノ酸の1つであるアラニンなどを放出します。アラニンは糖質を合成する原料として利用されるため糖原性アミノ酸といわれており、糖質に変換されて血糖の維持に利用されます。

つまり、生体のグリコーゲン蓄積量がどんどん減ると、生命維持のためにあまり使われていない部位の筋肉線維を分解して糖質を合成するため、脂肪はたいして減っていないのに筋肉が痩せ細ってしまいます。見た目はダイエットが成功、体重も減った、と感じるでしょう。だけど、目標達成して体重が3キロ減った、といって気が緩《ゆる》んでまた元の食生活に戻ると何が起こるでしょうか……。

筋肉が痩せ細るということは、代謝が落ちて燃費の良いカラダになっているということですが、脂肪の量はあまり変わらない状態で元の食べる量に戻すため、ダイエット前より太ってしまいます。じつは、運動で脂肪を燃やすわけでもなく、食事制限のみで1週間で5キロ痩せるというのは、すごい忍耐力を要し、かえって筋肉量を落として太りやすい体質を作ってしまうだけのとんでもないダイエット法なのです。

僕には姉がふたりいます。姉たちが若いころ、何かあったのか突然、「1週間で5キロ痩せる!」と公言しました。しかし、まじまじと姉を観察してるわけではない僕からは、姉のわずかな体重の変化には気づけず、「姉ちゃん、いつからダイエットはじめるんだろう?」と思うばかりでした。

昨今、日本広告審査機構(JARO)のおかげで広告の規制が厳しくなったとはいえ、ウェブサイトでダイエットを検索すると、「これを飲むだけで1週間で3キロ痩せる」といった広告を見かけます。しかし考えてみてください。食べ物とは、カラダを構成する材料を供給するものであり、かつ生命活動に必要なエネルギーの原料となる必須の物質です。そして筋肉の肥大に使われたり、余った栄養素は食べられない時期に備えて皮下脂肪として貯金されたりします。もし広告どおりに、食習慣や運動習慣を変えずに、○○を飲んだだけで1週間で3キロ痩せたら、それは生物学的には明らかに毒物です。

良いダイエットとは、長期的に計画を立て、筋肉をいかに維持させるかを考えながら実行するダイエットです。

脂肪を燃焼する筋肉づくりには〝プルプル運動〟が効果的

■じつは軽い負荷で大きな効果が得られる

筋肉を維持させる方法にも、結構、勘違いがあります。たとえば筋トレというと、重たいバーベルを「ウリャー！」と持ち上げる運動、というイメージを持っていませんか？　エアロビクスやビリーズ・ブート・キャンプのように激しい運動を30分もつづけるとか、何キロメートルも走るジョギングだとかを考え実行に移しても、辛くて三日坊主で終わってしまうのがオチです。

僕が推奨するのは、そういう運動ではありません。何十キロのバーベルではなく、やるなら4キロくらいの軽いダンベルでも良いのです。これも現在の筋肉量や男女によって違いがありますが、たとえば、肘《ひじ》を曲げる動きでダンベルを持ち上げる運動を連続して楽に10回できるくらいの重さが良いでしょう。その軽めのダンベルでも、ゆっくりと反復運動を20回くらいすると、筋肉が酸欠になるにつれ、先ほどまで軽いと思っていたダンベルが2～3倍の重さにも感じるようになり、腕がプルプルとしてきます。

なんなら、そんな道具を使わなくてもできる運動があります。

それは空気椅子です。立つでもなく座るでもない中腰で、あたかも椅子のあるような状況でつづける、あの姿勢です。なんだ、そんなことで痩せるのか……？　と思うかもしれません。しかしこれが案外むずかしく、空気椅子の状態を1分つづけなさいといわれてやると、お尻や足の筋肉に、軽い負荷がかかります。自重だけで1分もしないうちに筋肉はどんどん酸素を使い、筋肉が酸欠状態になります。その結果、重い負荷の運動をしたのと同じような状態になり、お尻や足がだんだんとプルプルしてきます。自分の体重を支えるくらいの負荷なので、ハードではない運動です。脚力に自信がない方は、テーブルなどにつかまった状態でおこなってみましょう（図9）。これ

（図9）

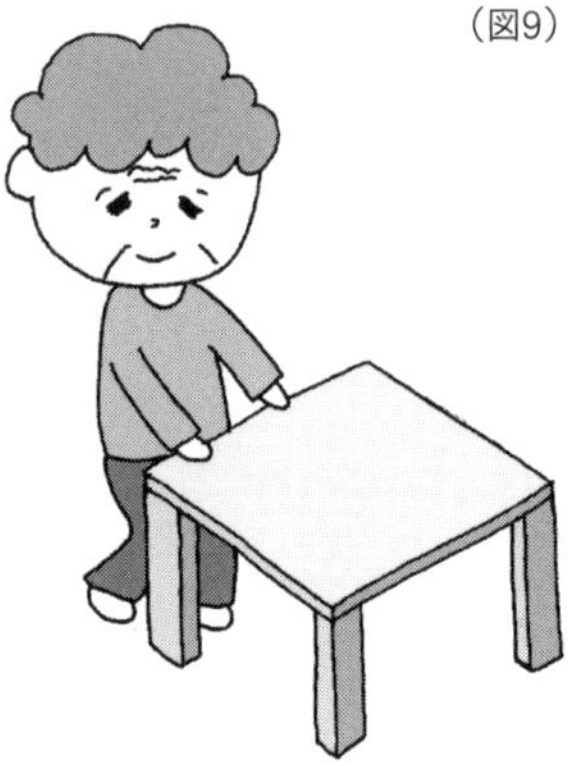

を「**自重トレーニング**」というのですが、毎日繰り返しおこなっていると筋肉がつくのです。これなら家庭でも気軽にできるでしょう。コツはプルプルとなるまでおこなうことです。最近、腕にバンドをつけて血流を軽く遮断して運動をおこなう「加圧トレーニング」というものが流行《はや》っていますが、早く酸欠に近づけて筋肉を追い込むという面で原理は同じです。重いダンベルやバーベルを1回や2回とかやったところで、関節を傷《いた》める危険性のほうが心配です。それなら自重トレーニングをこつこつとやるほうが安全で効果的です。

また、公園やジムで走っている人を見ると、走ったあとに腕立て伏せやベンチプレスなどの筋トレをやっている人がたまにいます。僕はこれを見ると「なんてもったいない」と思ってしまいます。じつは、最初に筋トレをやったほうが良いということをみなさんご存じでしょうか？

走る前に、いま言ったような**筋肉プルプルの軽い筋トレをまずやります。そうすると、筋肉に刺激が入るのです。これによって、〝脂肪燃焼スイッチ〟が入りやすくなります。**そのあとに、マラソンや軽いジョギングなどの有酸素運動をしてあげると、脂肪の燃焼率が高まります。痩せるためには効率の良い運動ができるわけです。

「簡単ダイエット計算式」で計画的に痩せる方法

■急激なダイエットの誘惑に勝つために……

ときどき各地の高校から頼まれて出張講義に行くのですが、「理想的なダイエット」というテーマで講義のアナウンスをすると、男女共学では「ここは女子高か？」と勘違いするほど参加者の女子学生比率が高まり、女子高にいたっては受講希望者で教室があふれます。しかし、僕が理想的なダイエットというときは、本来は食べ物という意味でダイエットという言葉を用いるのですが、どうしても理想的な減量法と捉えられてしまいがちです。そのうち、いつまで経っても減量法の話にならないので、女子高生に舌打ちされます（汗）。

いま10代の女性は、むしろ痩せ過ぎではないかと僕は心配になってしまうほどのダイエット志向なのですが、とにかくこのテーマの関心の高さは突出しています。

急激なダイエットはリバウンドの原因となり、カラダにマイナスであることを述べましたが、長期的に徐々に体重を減らすダイエットには実感が持ちにくく不安になっていることでしょう。そこで挫折しないよう、ダイエットをするときの簡単な計算式をお教えしますので、心の支えにしてください（図10）。

食べる量を単に減らすダイエットが、いずれほぼ確実にリバウンドするのは、筋肉が落ちるから。そして、早食いは大食いのもとです。脳の満腹中枢が満腹だという信号を受ける前にたくさん食べてしまう問題があります。

ではどうやって体脂肪を落とせば良いのか。先ほど述べたとおり、筋肉を落として

（図10） 消費すべきカロリーと日数の把握

- 早食いはダメ
- 急激に食べる量を減らすダイエットはリバウンドする（脂肪ではなく筋肉が落ちる）

脂肪1kg＝9,000kcal×80%＝7,200kcal

▼ざっくりと計算

	1日の基礎代謝	1,416kcal
	30分弱の買い物	142kcal
	自転車通学、階段	600kcal
	合計	2,158kcal
−)	1日の摂取カロリー	1,960kcal
		≒ 200kcal

↓

7,200÷200＝36日

具体的な数値を知っておく！

も良いことはまったくありません。要は、脂肪を落としたいわけです。

脂肪1キロは9000キロカロリーに換算できます。また、人間の脂肪には2割の水分が含まれていて、実質のカロリーは、1キロの脂肪の80％の7200カロリーと考えられます。

では、7200カロリーをどうやって落とせば良いでしょうか。それにはカロリーの収入と支出を把握する必要があります。まずは、カロリーの収支をざっくり計算する方法をお教えしましょう。

1つめは、カロリーの支出として、自分は1日におよそどのくらいのカロリーを消費しているかを知ることです。消費カロリーは、別に運動をせず家でジッとふつうに生活しているだけでも息を吸って、心臓が脈を打つだけで消費する「基礎代謝」によるものと、「運動」によるものの和から算出できます。1日の基礎代謝はもちろん老若男女みな違いますが、自分の身長、体重と年齢から以下の式でおよその基礎代謝エネルギーを計算することもできます。

たとえば、僕をケースにして考えてみましょう。身長164センチ、体重64キロ、51歳の僕の場合、図11（107ページ）の計算式から、1日の基礎代謝はおよそ1416キロカロリーを燃やしていることがわかります。なお基礎代謝の計算式はいくつか種類がありますが、およそ似たような数値になります。今回はおよそのカロリー収支を把握するだけなので、ハリス－ベネディクトの式以外でも構いません。

つぎに運動による消費カロリーですが、これはさまざまな運動要素で変わり、計算が面倒なので、ちょっと近くのスーパーへ歩いて30分程度買い物に行くくらいの活動量ならば、基礎代謝に0・1を掛けましょう。すると僕の場合は142キロカロリーとなりました。そうすると1日の総消費カロリーは基礎代謝カロリー＋運動消費カロリーなので、1558キロカロリーであるとわかりました。

1日の消費カロリーの和を簡単に知りたい場合は、図11にあるような腕時計型の簡易式な活動量計スマートウォッチがいろんな健康機器メーカーから出ていますので、活用してみるのも良いでしょう。自分の身長・体重をセットしておけば、日々の脈拍の変動と歩数を検知しながら1日の総消費カロリーを自動的に算出してくれます。簡易式活動量計のアプリに、身長、体重、年齢を入力して算出された基礎代謝量の値と、自分で算出した値は多少ずれていることが多いですが、日々の運動消費カロリーの変動を調べるのが目的ですので、気にしないで大丈夫です。

つぎにカロリーの収入ですが、1日に摂取する総カロリーを知りましょう。これは○という食材を△グラムと、食べる量を測り、●キロカロリーになると計算、それを食べた食材ごとにすべて同様に算出、しかもそれを毎食ごとにおこない、おやつのカロリーも計算するとなると大変です。実際、そのような1日に食べた物をすべて記録して、カロリーを算出するプログラムに参加させられたことがあります。しかし面倒なことが嫌いな僕は、そのような食事記録をやらされる日は、計算する項目を減らすためにおかずの種類を減らしたりしてました。なので、体型の維持に失敗しないストイックな方や、管理栄養士などの専門知識を持った方が仕事としておこなうときじゃなければ、3日と続きません。面倒なので、かわりに、体重が1～2週間、増えも減りもしないときの食事メニューを思い返し、体重変動がほぼないときの食事の総摂取カロリーは前記で計算した総消費カロリーと同様であろう……と考えましょう。カラ

（図11） 身長、体重、年齢からおよその基礎代謝の算出法

ハリス-ベネディクトの式

男性

66＋13.7×体重（kg）＋5.0×身長（cm）－6.8×年齢

女性

665＋9.6×体重（kg）＋1.7×身長（cm）－7.0×年齢

◉活動量計

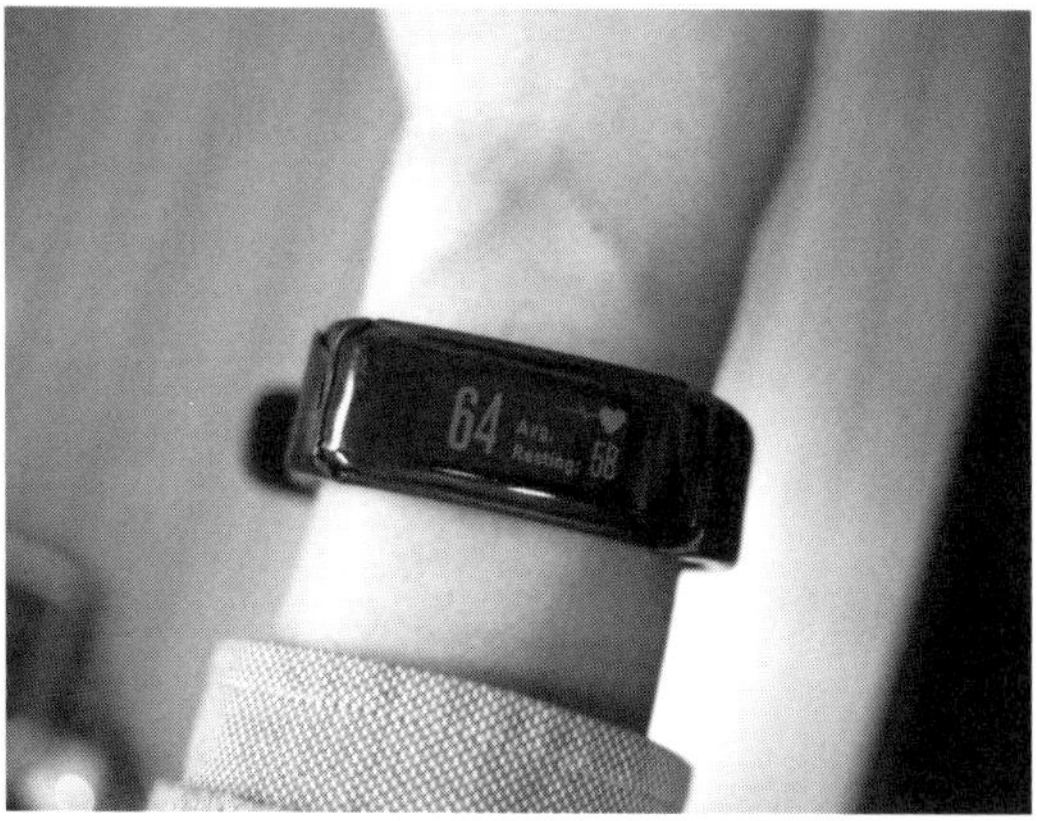

ダの総摂取カロリー（収入）と総消費カロリー（支出）がトントンだったので、体重（貯金）が変わらなかったと考えるわけです。

さて、体脂肪1キロを減らすにはどうすれば良いか？　先ほど計算したとおり、体脂肪1キロは7200キロカロリーですが、これを30日で減らすならば7200キロカロリー÷30＝240キロカロリー、つまり1日に240キロカロリー多めに収入より支出を増やす、たとえば運動で240キロカロリー普段より多く消費すれば良いのです。240キロカロリー消費する運動とは、どのくらいかというと、自転車こぎなら30分弱、ウォーキングなら60分程度です。運動による消費カロリーをもう少し正確に把握するには、前述した活動量計スマートウォッチが便利です。

人のカラダは100％計算どおりにはいきませんが、お金の収支を把握したほうが計画的に目標の貯金額を達成できるのと同じで、長い目で見ると、やはり数値で自分が日々消費すべき目標値を知っておくのと知らないのでは大違いです。

1日の目標消費カロリーがわかれば、あとはゲーム感覚でカロリーを消費する運動を取り入れましょう。たとえば、僕の場合は家から大学まで週末はロードバイクで行きますが、片道15キロの通勤で、往復の運動によっておよそ1000キロカロリー消費します。そのため、先ほど計算した日常生活の1558キロカロリーに加えると、1日の総消費カロリーは2500キロカロリーとなります。このような活動で負債をまとめて減らすのです。

あるいは、60分自転車に乗って運動をして600キロカロリーを消費したとすると、1日でおよそ2160キロカロリーとなります。そこで、1日の摂取カロリーを2000キロカロリー弱にしましょう。朝・昼・晩、焼肉やとんかつではダメですが、ふつうの定食なら500〜800キロカロリーですから、1960キロカロリーなら少し控えめに食べれば不可能な目標ではありません。そうすると、

2160−1960＝200キロカロリー

これで1日200キロカロリー、支出が上回りました！　先ほど、脂肪は1キロ7200キロカロリーと言いました。そこで、次の計算式です。

7200÷200＝36

わずか２００キロカロリーですが、毎日運動を取り入れて支出のほうが高い生活をしておくと、36日すると、脂肪を１キロ落とせます。具体的な数字を知っておくということは、貯金と同じでダイエットするときにもとても大事なことです。

しかし、だいたいダイエットしたいという人は、１週間で５キロ落としたいなどと無謀な計画を立てがちです。実際、１週間くらいなら人間ガマンできるものですから、極端に食事を減らせば、体重は落とせます。しかし、先ほども言ったように飲まず食わずの体重減少は筋肉が痩せているだけで、リバウンドしやすいカラダにしてしまっています。なので、**プルプル運動で筋肉を維持しながら、長期的なカロリーの支出状態を維持することが理想的なダイエット**なのです。

先ほどの脂肪を燃焼するスポーツとして、肺の機能が弱い僕が現在はまっているロードバイクを紹介しました。ダイエット目的ではなく、たんに面白くてはじめたのですが、消費カロリーの高さに驚きました。僕はランニングが苦手で30分走るのも辛いのですが、ロードバイクはママチャリと異なり、圧倒的に漕《こ》ぐ力が少なくて済み、そして時速25キロくらいで景色が変わるので飽きにくく、１時間でも2時間でも乗っ

（図12） スマホの活動量計アプリの画面

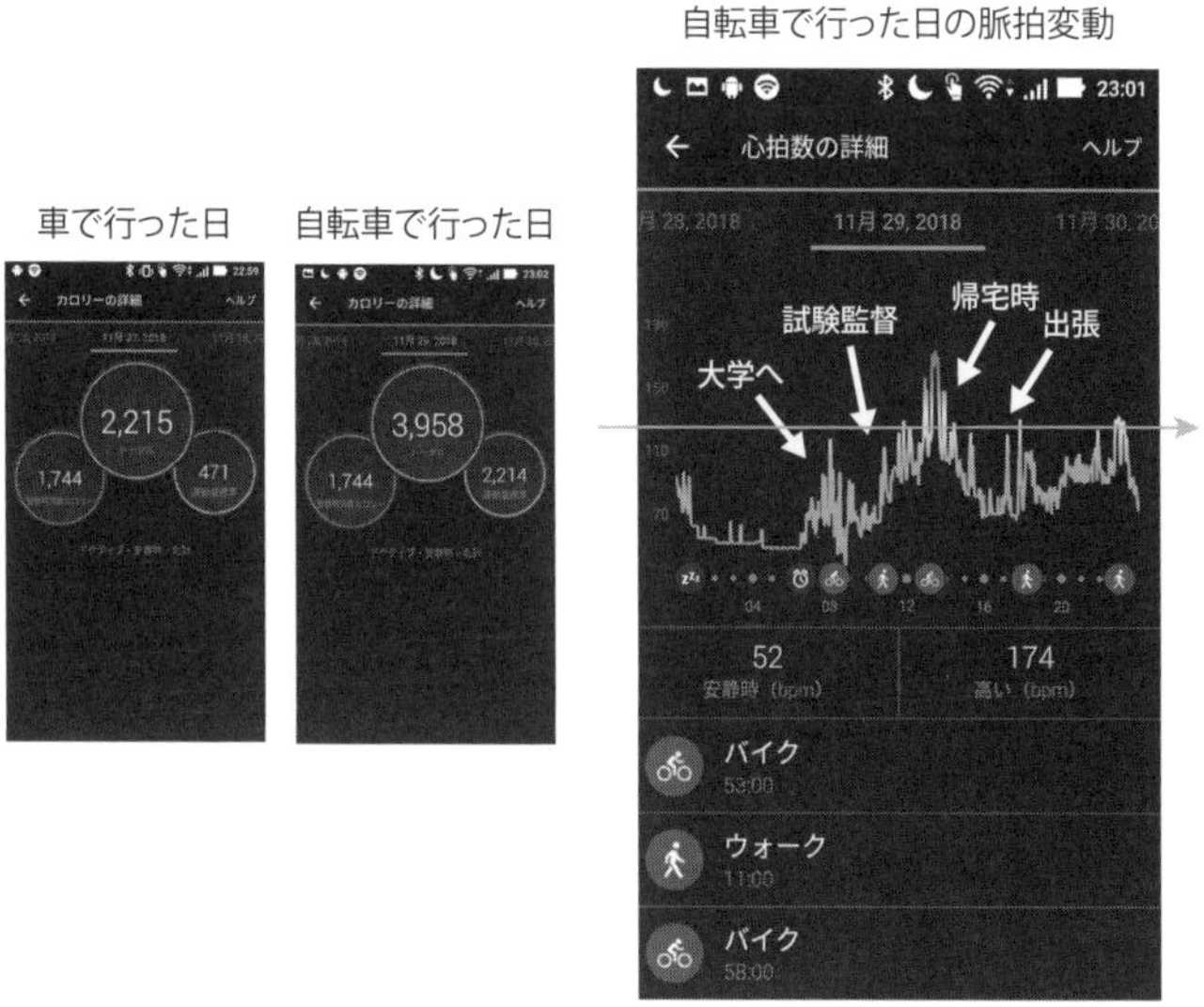

ていられます。

しかも太い筋肉である大腿《だいたい》四《し》頭筋《とうきん》を使うので消費カロリーも高いなど、飽きやすい僕には合っているようです（図12）。ロードバイクに限らず、ぜひ、楽しくてユルユルつづけられるスポーツを見つけられると良いでしょう。

運動後にはタンパク質と糖質の補給＝牛乳がおすすめ

■ロコモティブシンドロームにおちいらないためには……

さて、プルプル運動の筋力アップからさらに進めて、もっと体力に自信があり、運動を楽しめるような方が筋肉を増やしたい場合の効果的な方法をお話ししましょう。

よくスポーツ選手は運動をしたあとにプロテインを摂取します。プロテインは運動を終わったあと30分以内に摂るのが良いとされています。

そのわけは……運動をして筋肉を刺激したあと筋肉痛になります。筋肉痛は、筋肉線維が切れている痛みです。それが修復されるときに、筋線維が目に見えて太くなります。タンパク質からできている筋肉を育てるには、材料であるタンパク質の摂取が必要になります。だから運動前や運動直後ではなく、筋線維が修復しようとしている

30分くらいあとに摂るのが良いのです。

もう1つは、運動後にタンパク質を摂るときに、糖分も摂ることをおすすめします。それで太らないの？　と疑問に思われるでしょうが、カラダの中のエネルギーを使うときに消費する栄養の順番にカラクリがあります。

最初に簡単に使われるのは、糖質です。20分くらい有酸素運動をしていると、今度は脂質が燃え始めます。糖質も脂質も燃えたあとに、今度は筋肉、タンパク質を燃やします。長距離ランナーも同様で、運動したあとに糖質も摂らないと、先に述べた急激なダイエットと同様、筋肉を分解して糖原性アミノ酸から糖質を作ろうという働きが高まってしまいますので、タンパク質同様、糖質も摂っておくことをおすすめします。そうしないと、せっかく運動しても逆に筋肉を消耗してしまい、エネルギーを燃焼できないカラダになってしまいます。しかし運動したからといって、そのあと、ずっと糖質を摂りつづけると、今度はあり余った糖質から生体で脂質が作られてしまいますので、エンドレスに糖質を摂ってはいけません。

糖は悪者ではなく、なくてはならない栄養素です。つまり、**糖質を摂らずに有酸素**

運動を長時間続けると筋肉の分解が促進してしまうのです。運動をして筋線維を壊したあとは、タンパク質のほかに、糖質も摂ってあげましょう。

また最近は、お年寄りのロコモティブシンドロームが深刻な問題となっています。ロコモティブシンドロームとは、骨や関節、筋肉など運動器の衰えが原因で、「立つ」「歩く」といった機能（移動機能）が低下している状態のことをいいます。移動機能がどんどん衰えると、歩くことさえ困難になってしまいます。

このロコモティブシンドロームの予防に、高齢者の筋トレをおすすめします。筋トレといっても、さっき言ったように、重いダンベルなんていりません。筋肉プルプルくらいで良いのです。歩行が問題なければ、歩くことが安全で筋力維持に良いでしょう。歩くことは日常的で気づきませんが、血流亢進《こうしん》、気分転換等、私たちが思っている以上に年配者のカラダには良い刺激を与えてくれるようです。

百歳を越える双子姉妹で有名になったきんさんぎんさんは、じつは歩くのが困難で認知症も少しあったようですが、テレビコマーシャル撮影の話が入ると、それに向けて歩く練習をするようになったことから元気になり、脳もシャッキリしたと聞いたことがあります。

歩くのが困難な方は、いきなり運動をはじめると転倒などの大事故になりかねませんので、何か安定したテーブルなどにつかまって、つま先立ちでカカトを上げ下げするくらいが良いと思いますが、医師とも相談してあわてずにおこないましょう。

筋肉プルプルの軽い筋トレのあと、30分以内に牛乳を飲むとなお効果的です。

牛乳はタンパク質が豊富な飲料というのはよく知られるところで、運動後の摂取はこれでけっこう足ります。これは僕自身も実践しています。

ところで、ふつうの牛乳の乳脂肪分は3・5％前後なのですが、脂肪分4・5％の特濃牛乳が僕は大好物で、運動後には必ず飲んでいます。それでも太りません。豆乳はたんに味が好きでヨーグルトと混ぜて飲みますが、プロテイン飲料などは何も飲んでいません。マッチョではありませんが、体脂肪は19％くらいで、運動して中の上レベルの筋肉は維持できています。牛乳には十分なカゼインタンパク質が入っていて、乳糖の甘みが含まれているので、運動後の栄養素としては十分です。ですから、高齢者でも軽いプルプル運動やウォーキングしたあとに、コップ1杯の牛乳を飲むと、それで筋肉がついてきます。

ボディビルダーやプロレスラーになるような人は、運動後さらにプロテインパウダーなどが必要かもしれないでしょうが、ふつうに筋肉を維持するためなら、牛乳だけで大丈夫です。

プロテインの過剰摂取にご用心

■命までおびやかす極端なカラダづくり

プロテインの話のついでに、1つ注意喚起をしておきましょう。若者でも起こりますが、**お年寄りの方がプロテイン飲料などを過剰に摂取してしまうと、腎臓を悪くする場合があります。**お医者さんが「タンパク質はいくら摂ってもだいじょうぶだから」

と、タンパク質の摂取をすすめていた時代もありました。しかし、腎臓機能が下がっているとタンパク質の分解物である尿素をうまく排泄できず、腎臓に負荷がかかります。ボディビルダーの中でプロテイン飲料ばかり飲んでいて、クレアチニンという腎機能のマーカーが非常に悪くなってしまったという話を聞きます。原因を探るとプロテイン飲料だったというのです。ほかのスポーツ選手のカラダづくりでもこのようなケースがあるのではないでしょうか。

東大中退の伝説のボディビルダー・マッスル北村さんは、19年前、カラダづくりのため極限まで脂肪を落とす減量がもとで低血糖状態になり死亡しました。彼がストイックに追究した肉体改造の方法は、最初は筋肉をつけるために、タンパク質と糖分をバカバカ食べていき、そしてボディビルの大会の1、2週間前から、脂肪を落とすために食を減らし、急激にダイエットするやり方でした。

彼の目的はカラダに筋肉の鎧《よろい》を厚く大きくつくることですから、バカバカ食べて大きくしたあとに、大会の直前は断食するストイックな食事法をつづけました。それにバカバカ食べる期間中は、朝・昼・晩3食ではなくて、1日の食事を20回くらいに分け、

1口食べて15分くらい待ち、また食べるという、ほとんど1日かけて食べるような感じで栄養を摂取していました。これはプロ意識に基づく食べ方と言えなくもないのです。ちょっと食べて休むやり方は、一度にドカ食いする場合に比べると血糖値は上がりません。ですから、そうして体重を増やしたあとに、脂肪を落とす戦略は、一見理にはかなっているのです。

しかし、その生活をしていると、カラダには明らかに悪影響をもたらしたようです。筋肉の増強という意味では、マッスル北村さんの食事法は理論的にはちゃんとできていました。彼自身、脂肪を落とすための絶食時には、まだ大丈夫、まだ大丈夫という確信があったようですが、それは思い込みで、要するに低血糖の状態がつづきすぎて、急性心不全を引き起こし亡くなったということでした。

北村さんが編み出した筋肉をつけるためのダイエットは、かなり危険な方法だったわけです。

ゆっくり時間をかけた食べ方が太りにくいカラダをつくる

■なにもかも溜めこむ世代は要注意!!

マッスル北村さんのダイエット法は極端なやり方ですが、太るときに生体ではある現象が起きています。インスリンは血糖値を下げるホルモンということは、前にも触れたとおりです。そして、インスリンには第2の働きがあります。それは、脂質の蓄積を上げること（27ページ図1参照）。太りやすくなるのです。だから、同じ100グラムの炭水化物を食べるときも、早食いすると血糖値が急激に上がって、それにともなって血中インスリン濃度も上がるので、インスリンの第2の働きで太りやすくなります。

いちばん良い、簡単なダイエットとは、まず、ゆっくり食べることです。

余談ですが、先日、僕の父親の糖尿病の経緯を調べて、学会発表時にエピソードの1つとして紹介しようとふと思い立ちました。亡き父は昭和6（1931）年1月生まれで、昭和20年の終戦ときはまだ中学生。食糧難の時代に成長期を迎えました。みんな食べ物がなくてガリガリだった時代です。

しかし、父によると永井家は平均的な家庭よりは多少余裕があったようで、小太りの体型でした。それで親戚や周りから「あなたは元気そうね」といつもいわれて育ったといいます。当時はちょっと小太りが元気のシンボルだったわけです。

そして、社会人になって現役バリバリのころは、大手石油プラント会社に勤務していました。会社がサウジアラビアに石油コンビナートをつくるため、僕が小学校のころに、出張で何回か海外に行ってました。そこで帰って来たときなど「向こうで僕はモテモテだったよ」と家族に自慢していました。

当時はサウジアラビアが発展途上国の時代で、太っている日本人というだけで、お金持ちで格好良いというステータスになったそうです。

今では周りの人の平均体重がどんどん上がってきて、反対にお金をかけてジムに行って痩せるというのが先進国のステータスになっています。しかし、父親の世代はなかなか、健康になるために痩せるという実感が持てませんでした。

その結果、40代で糖尿病と診断され、教育入院をしました。入院時は「ゆっくり食べましょう」とか、「ご飯は茶碗1杯180キロカロリーで、どのくらい減らしましょう」と教えられ、習った直後は守りますが、そもそも、頭の中に「健康になるために痩せなければ」という実感がないので、長つづきしません。「小太りが元気なのではなく、標準体重を目安に痩せることが元気」、このように意識が変わらないことには、ダイエットも成功しません。**ダイエットには、これまでの価値観を変える「意識改革」がどうしても必要になります。**

教育入院で教えられる大事なことは、カロリーを測るほかに「ゆっくり食べる」ことです。ひとりで食事をするのであれば、新聞や雑誌を読んだりテレビを観たりしながらの〝ながら食べ〟は、食事に時間をかけることになって好都合です。父は戦前生まれのしつけの影響でしょうか、「ご飯を食べるときに新聞を読むなんてとんでもない。食事をつくった人に失礼だ！」という考え方でした。「行儀が悪い」とかたくなに受け入れませんでした。
家族や友人と食べるときは、おしゃべりを楽しみながら、時間をかけて食べることも良いのです。父は食事中にしゃべることにはあまり否定的ではありませんでしたが、見ていて「なぜそんなに急ぐ？」と思うほど早食いでした。企業戦士といわれるような仕事人間ならとくに顕著かもしれません。僕が「ゆっくり食べなよ」と注意しても、しまいにニヤッと笑っての言いわけが、「いつ空襲が来るかわからないだろう！」。これには参りました。もしかすると、いまの80代以上の高齢者にはまだ実感としてあるのかもしれませんが、「空襲が来るような有事に備えて、早く食べないといけないんだ」というのです。頑固な高齢者に染みついた意識を変えるのは大変なことですが、まずはここが変わらないと、血糖値コントロールと食事制限は成功しません。

なぜゆっくりな食事が良いのか――。ゆっくり食べると、ゆっくりと血糖値が上がり、血糖値を下げるために必要なインスリンも多くは必要とならず、結果、血中インスリン値もあまり上がりません。なので、**いちばん単純明快なダイエットというのは、血**

糖値を上げず、脂質が蓄積しないように、ゆっくり食べることなのです。

もう1つのコツは、**「肉・魚・ごはん」より「野菜のおかず」を先に食べること。**「ベジタブルファースト」と最近言いますが、これは、食物繊維が炭水化物の吸収を抑える効果があります。なので、**食物繊維を先に食べて、血糖値が急激に上がるのを抑えてあげる**のに効果的です。

いまの後期高齢者は、戦前・戦後の記憶が根深く残っています。身近な高齢者の方に、過剰に食料を買い込んで冷凍している人がいないでしょうか。食糧難で物がない時代を知っているので、安くてたくさん売っていると、いまのうちに買っておかないと、という備蓄に走ります。なかには食べ物だけでなく雑貨や洋服なんかでも、すべて使いきれるわけでもないのに「いざというときのために」といって買い込みます。これは物がない時代に育った世代に根強い、人間の生存本能ではないかと思うのです。

そういえば母親は、気に入った洋服があると、同じものを2着以上買うというクセもありました。僕たち子ども世代が注意しても、ぜんぜん聞き入れません。最近流行の断捨離とはまったく反対です。

そのような「食べられるときにたくさん食べる」「有事に備えて早食いする」という思い込みのままでは、健康的な体重と血糖値にはなれません。

運動は、こまめに、小分けに、日常の活動に組みこむ

■ちょっとずつカロリーを消費していく知恵が必要

軽いプルプル運動は、専門家としてみなさんに「ぜひやりなさい」と上から目線で推奨しているわけではなく、これは僕自身が実践して効果があがっているので、本書でも取り上げています。何より、僕自身のカラダに合っているやり方なのです。先に書いたとおり、僕は長きにわたって喘息持ちでしたから、気管支が狭く、そのため肺機能がかなり低く、息を一気に出す能力を示すピークフローの値が同年代の方と比べて半分しかありません。つまりスピードが出ないように空気の出し入れを少なくする

リミッターを肺に装備しているような感じです。そのため、短距離ダッシュやサッカーのようなパワフルで格好良い運動は超苦手です。ではどうするかというと、食事と同様に、**こまめに、小分けに運動をする**のです。ちょっとずつカロリーを消費していく運動です。

僕の場合は、たとえば勤務先の大学では、極力エレベーターを使いません。6階でも歩いて上り下りします。これを1日に数回すれば、それだけで結構脚の筋肉を使います。高層ビルに勤務されている人は難しいでしょうが、低層階で働く方ならすぐ実行できることです。自宅でも、高層マンションでなければ階段を使う。それをやって、自宅に着いたら牛乳を飲む。それだけで、筋力がついてきます。生活習慣病と糖尿病の予防には、それがいちばん良いと思っています。

なぜなら、社会人になると忙しくて、定期的に必ずジムに通うことは難しいでしょう。いまは働き方改革によって、仕事以外の余暇時間が確保できているビジネスパーソンが増えているかもしれません。しかし、結婚して家庭を持ち子どもが生まれると、仕事以外のプライベートにおいても自分のために使える時間は限られてきます。

そんな忙しいビジネスパーソンでも、プルプル運動に匹敵するプチ筋トレならできます。

たとえば、首都圏内で通勤している方なら、必ず階段に遭遇するので、可能な限り階段を使うことです。僕も東京に出張したときは、羽田空港から東京モノレール、JR山手線、東京メトロの階段を歩きとおします。そうすると、活動量計スマートウォッチを見ると、上ったフロアーは軽く20階分を超えています。

さらに、意識が高まった人は、市販の計測器を使いながら体調の管理をしてみましょう。僕はいま活動量計に加え、SPO_2（動脈血酸素飽和度）もたまに測ります。SPO_2は最大値が100%で、ふつうの人の正常値は100〜98%くらいです。僕の場合、以前は92%程度でしたが、自転車や階段の昇降、水泳などのトレーニングが奏功して、今では、調子が良いときは95〜96%というスコアが出ます。

しかし、この値は健常者からすると非常に低い値で、健常者が悶絶するほど息を止めておくと96%になるそうです。危険なのでやらないでください！　僕はふつうの状態で、常に高山トレーニングをしているようなカラダの酸素飽和度といえます。運動しているときや調子が悪いときは92％まで落ち、これは、ふつうの人だったら大変なことですが、高地で生活している人のように適応するとこういう数値になります。自転車を強めに漕いでから内科を受診すると、SPO_2が92％を切ることもあり、医師が驚いた顔で測定機器の故障を調べはじめるのが面白いくらいです。

しかし、これは何十年もつづけてカラダが慣れてしまっているおかげなので、体調が悪化しないようにするために、運動を継続しておくことが必要です。走るときも時速7～8キロです。マラソン選手のような速さはありませんが、ふつうの歩くスピードが時速4キロですから、早歩きといった感じです。

僕は早く走ったとしても、時速8キロ程度で、ふつうの人から見ると、なにやっているのというくらい遅い。けれど、あるときに単純なことに気づきました。たとえば、健康な人が運動強度20の運動を10分するとしたら、僕は運動強度10の運動を20分すれば同じじゃないかと。そして、**早歩きくらいの運動強度を1時間くらいつづけること**

によってカラダを作ってきました。そうすると総消費カロリーが上がって、とてもカラダが丈夫になったんです。カラダが良くなったのは、無茶な運動をするのではなく、軽い運動を長くしてきたおかげです。

これで僕は生まれ変わりました。昔の僕のような虚弱体質による疾患で悩んでいる人、そして確実にダイエットを成功させたいと思っている人は、軽い運動を、こまめに、小分けに、じっくり継続すること。これをぜひ、ふだんの生活に取り入れていただきたいと思います。

第4章

トマトに含まれる奇跡の成分“エスクレオサイドA”の秘密

リコピンの21倍あるトマトの新成分「エスクレオサイドA」を発見

■透明なその物質は、誰にも気づかれぬまま存在した

動脈硬化の抑制成分には、いったいなにがあるのか。

老化に興味を持った僕が、現在は糖尿病合併症の研究をおこなっていることは、先に述べましたが、脳梗塞や心筋梗塞などの大血管障害、網膜症、腎症、神経症といった細小血管障害もすべて大血管障害と同様に血管の病気であることから、合併症は、血管の障害、血管の早期老化とも言われています。

僕が熊本大学大学院の医学薬学研究部に所属していたとき、同大学薬学部の天然物化学研究室と共同研究する機会を頂けました。ある種の化合物を用いて血管疾患の抑制効果を調べる研究は、これまでに僕たちがおこなってきた、血管の老化にともなっ

てどのようなＡＧＥｓが蓄積するかという研究とは異なる手法をとります。化合物の探索とその効果検証を1つの研究室で同時におこなうことはできないため、天然物化学研究室との共同研究は、僕たちの研究成果を「予防・治療」まで進められるとても大切なものでした。

天然物化学研究室では、さまざまな生薬、食品成分の成分研究をおこなっていました。そこで、トマトです。熊本県は2019年のトマト生産量が13万7200トン。2位の北海道の5万4900トンを大きく引き離し、全国1位を誇ります。熊本大学が県の名産であるトマトを研究するのは、いま考えれば理にかなっていたように思います。

トマトといえば、すぐ思いつく成分が「リコピン」です。トマトジュースで有名なカゴメはリコピンの効能を宣伝にも大きく打ち出しています。

リコピンはカロテノイドという、動植物に含まれる赤・黄・オレンジ色の色素の1つで、カロテノイドには抗酸化作用があります。とりわけリコピンの抗酸化作用はビタミンＥの100倍以上といいます。ストレスや飲酒、排気ガスなどの要因で体内に過剰な活性酸素が生成した場合、その酸化作用によって、遺伝子ＤＮＡを傷つけたり、脂質やタンパク質を変性させたりすることから、がんや脳卒中、心臓病などの生活習慣病との関連性が指摘されています。そのことから、リコピンが生活習慣病予防に効果的だということで、消費者に認知されるようになりました。いまやトマトの有効成分といえばリコピンと、誰もが連想できるまで有名になりました。

ところで、1個のトマトのリコピン含量は何%くらいか、みなさんご存じでしょうか?

正解は、ふつうのトマトの場合、0・003%。10万分の3というごく微量な成分です。リコピンは赤や黄色の色がついており、しかも分析が容易な脂溶性《しようせい》であるため、含有量を測定するのが割合に楽なのです。トマトの生産や加工をする会社が、「うちのトマトは栄養素が豊富でカラダに良いですよ」と宣伝するならば、それを実証するデータがないと裏づけにはなりません。実際に、リコピンという成分には、たしかに健康効果が期待されていますが、含有量はとても少ないのです。「リコピンが豊富なトマト」とか、「カラダに良いリコピンを摂《と》りましょう」といっても、「0・003%も入っています」という数字は世に出てきません。これは、たとえばビタミンC含量がジャガイモと変わらないかむしろ少ないのに、ビタミンC豊富な果物の代名詞としてレモンが宣伝されていることと、少し似ているように思います（168ページコラム①参照）。

一方、熊本大学の薬学部において、野原稔弘《のはらとしひろ》教授（現・熊本大学名誉教授）の指導のもと、当時大学院生だった藤原章雄《ふじわらゆきお》さん（現・熊本大学大学院細胞病理学講師）がトマトの成分研究で試験管の底に結晶があるのを発見、その後、構造解析をおこなって2003年に新規構造であるエスクレオサイドAを報告されました。のちに、藤原さんは僕の教え子にもなります。

彼がトマトの成分を調べたときに試験管を見て、はじめはここには色もないし何もないだろう、と思っていたようですが、念のために試験管を捨てずに放置していたら、結晶が出てきて何か物質があることに気づいたそうです。

リコピンは鮮やかな色を有していますが、エスクレオサイドAは透明なのでそれまで見つけられなかった物質です。溶けてしまうと、そこにあるかどうかさえわかりません。トマトは世界各国で研究されている食材ですが、エスクレオサイドAは色がないために、長くその存在に気づかれなかった奇跡の成分なのです。

糖とほかの物質が結合した化合物をサポニンといいますが、そのうちの1つがエスクレオサイドA（トマトサポニン）です。

薬学部において天然物を調査する場合は、野菜や漢方薬の中に何が入っているか抽出して構造解析をします。その作業が終われば仕事の大半は終わりです。しかし、それだけでは、その物質が人のカラダにとって良いのか悪いのかは、ぜんぜんわからないままです。そこで、構造解析から機能性の評価まですべての研究をすべく、藤原さんは医学部にいた僕の研究室に来ました。

「自分が発見した化合物が、何かカラダに良い作用があるのか、ぜんぜんないのか、自分で評価したいんです」

僕はこうして、医学部に来た藤原さんとともに、エスクレオサイドAがカラダに及ぼす働きを調べる共同研究を始めました。

研究をつづけた結果、エスクレオサイドAは、リコピンとは異なる働きで健康効果を発揮することが明らかになり、ユニークな物質であることがわかりました。

トマトのエスクレオサイドAの含有率は0・03％あります。含量が高いミニトマトでは0・1％です。案外少ないなあ……そんなふうに思われるかもしれません。だけど、

（図13）ミニトマトにおけるエスクレオサイドAとリコピンの含有量比較

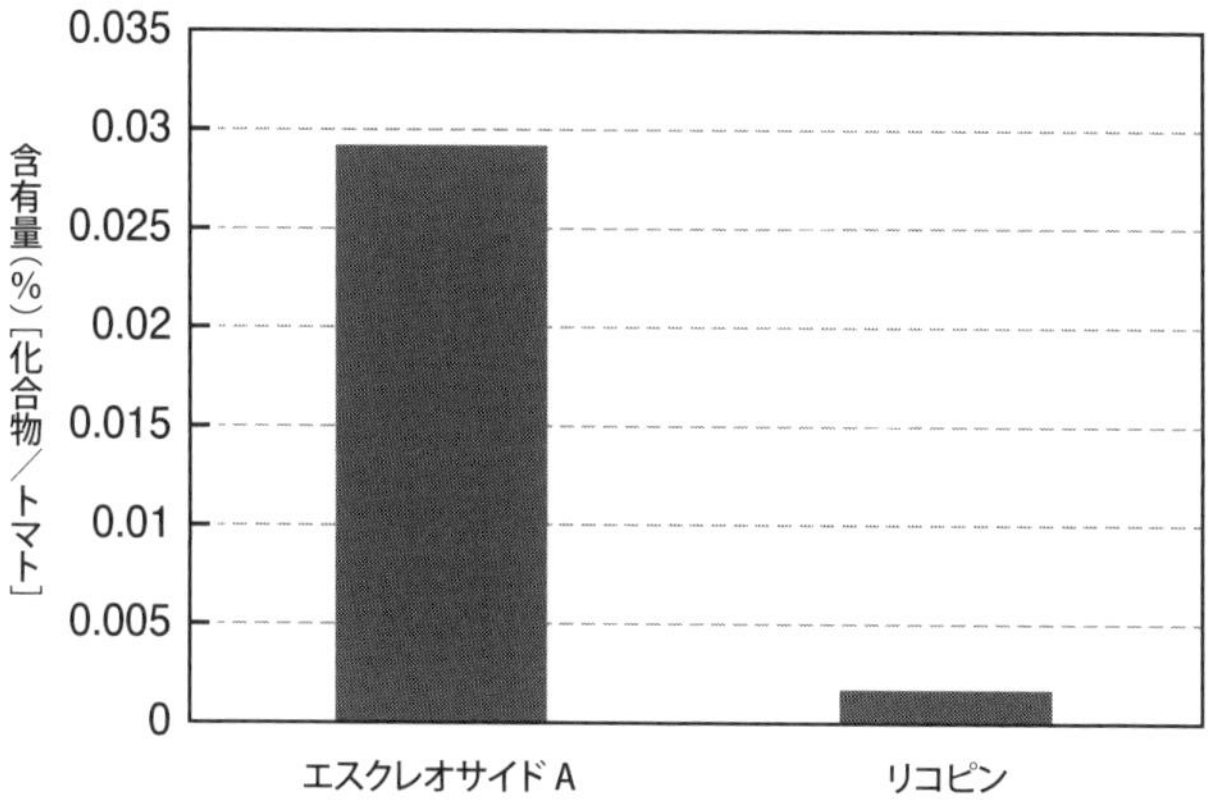

トマトの95％は水です。ミニトマトをドライトマトにするとエスクレオサイドAの含有率は1％ほどになります。天然物では1つの成分で1％あるというのは、バケモノ級なのです。ミニトマトの中の成分で比較すると、エスクレオサイドAはリコピンの21倍以上含まれていることも判明しました（図13）。

腸内細菌が作用してカラダに良い有効成分に変身

■赤みをおびたトマトの中で善玉は熟成される

これから少し難しい話になりますので、エスクレオサイドAがなぜカラダに良いのかを知る手がかりを、図を使いながら解説しましょう。

エスクレオサイドAは図14のような構造を持っています。

エスクレオサイドAの素《もと》になるのは、トマトの実が熟する前に、花や茎、未熟な果実に含まれる「トマチン」という成分じゃないかと考えられていますが、証明はまだされていません。トマチンは、じつは毒性のアルカロイド配糖体で、昆虫や鳥などがトマトを嫌って寄りつかないように出している忌避《きひ》成分です。トマトがまだ青いうちはトマチンが豊富で毒性を含んでいても、トマトの実が成熟する過程で代謝されて、

（図14）トマトサポニンの構造

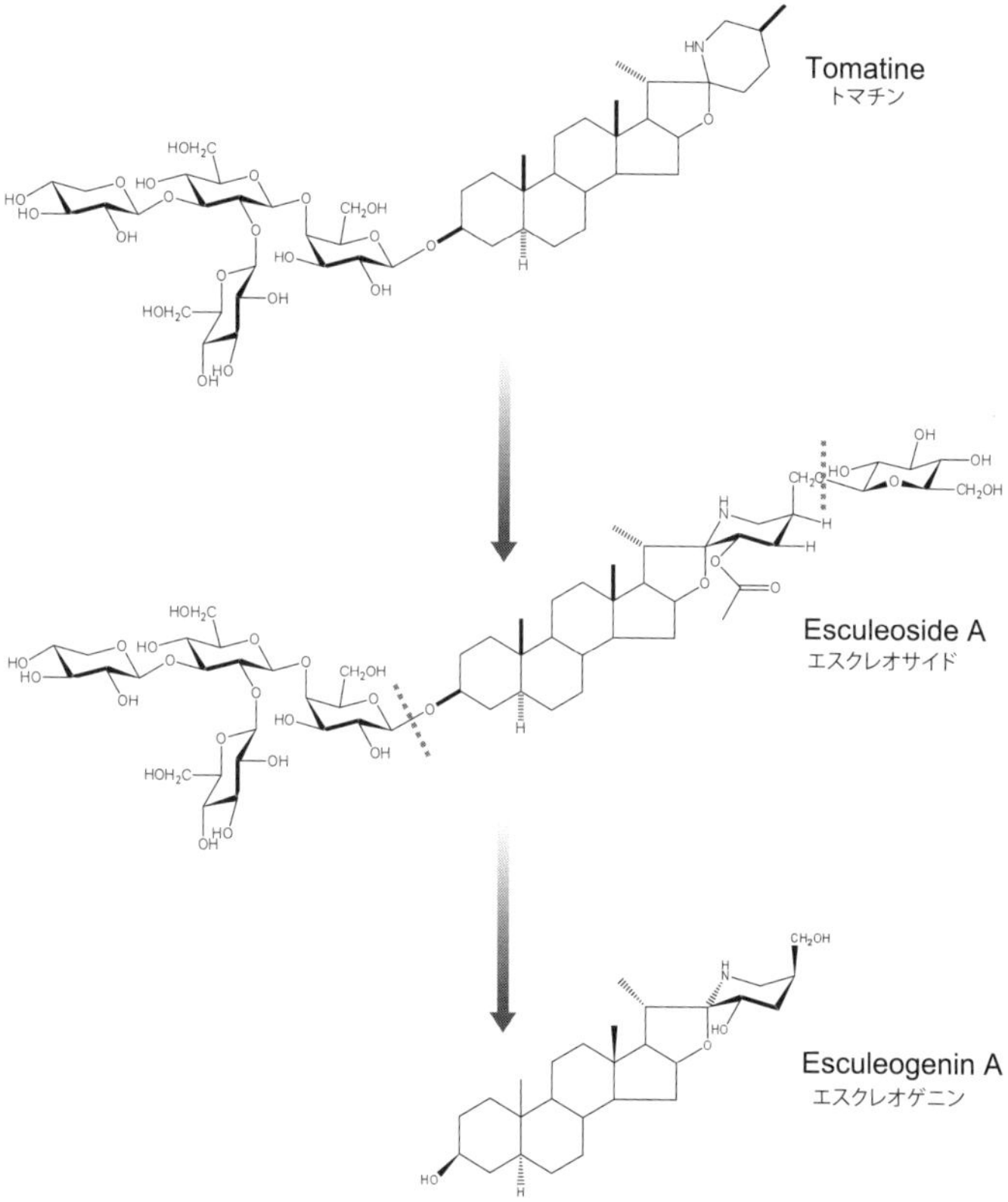

毒性はほとんど減少します。トマトが熟しておいしくなるころ、鳥がトマトの果実を啄《ついば》んで、種をあちらこちらに蒔《ま》いてくれます。熟したトマトは、エスクレオサイドAも増えてきます。

図14（137ページ）の真ん中に亀甲模様のような環状構造が見えますね。これはおもしろいことに、コレステロールによく似た構造です。その右斜め上に、ひし形のような六角形の形が2つくっついていて、端っこのトゲトゲに、OH、OH、OHとあるのが糖です。左斜め下に4つついているひし形も糖です。この左斜め下の亀甲と糖の間、右斜め上の糖が2つある間に点線があります。ここで糖鎖《とうさ》がチョキンと切れてしまうと、いちばん下のエスクレオゲニンAという物質に変化します。エスクレオサイドAの糖鎖が外れたエスクレオゲニンAが活性本体で、カラダに良い作用をもたらすのです。

大豆の成分などにもよく糖鎖がくっついていますが、糖鎖がくっついたものは配糖体、外れたものは「アグリコン」と言われます。天然物の中には糖が連鎖する配糖体を持つものが多くあり、トマトのエスクレオサイドAに限らず、カラダに良いと言われる大豆のサポニンは、配糖体の一種です。

人間の消化液は、エスクレオサイドAの配糖体を分解できないのですが、ここで活躍するのが腸内細菌で、この糖鎖をチョキンと切ってくれる作用を持ち、活性体であるエスクレオゲニンAにすることができます。

働き者のマクロファージが異物、脂肪などを食いつくす!

■カラダの隅々までパトロールしてくれる強い味方

さて、糖鎖が外れたエスクレオゲニンAは腸管から吸収されて、カラダに良い作用を及ぼします。つまり、**動脈硬化を予防**し、血管の老化を防いでくれるわけです。

図15（141ページ）は動脈硬化の発生過程を表わしています。ここで、血管のたとえとして、水道のホースを思い浮かべてください。ホースの材質は肉厚になっていて、

少しの圧力では破れないようになっています。血管もホースと同じく、薄い膜ではなく、少し厚みがあります。その厚みのところ、図15でいうと上半分と下半分に分かれているところに注目してください。上半分が、血液が流れる「血管内腔《ないくう》」で、下半分が「血管内膜《ないまく》」というホースの壁の部分にあたります。実際、壁はこんなに分厚くないのですが、便宜上《べんぎ》、絵を描くために同じ太さにしています。

血管内腔には免疫細胞である「単球」が流れています。図15の中の単球の動きに注目してください。単球が壁に接着して、アメーバのように血管内皮をすり抜けて、矢印の方向、右下の血管内膜に下りていき、マクロファージとなっています。

マクロ（Macro：大きい）ファージ（Pharge：食いつくすもの）の言葉のとおり、大食細胞とも呼ばれるアメーバ状の細胞で、異物、脂肪、細胞の破壊産物、色素などを貪欲《どんよく》に食いつくす性質があります。つまり、カラダの中を汚れて腐らないようにしてくれる掃除屋さんで、動物にとっては不可欠な存在です。そして、この単球がマクロファージに変身することを、分化といいます。

ところで、生《なま》の食物、あるいは肉体が腐敗したりするとはどういう現象なのか、次

（図15） 動脈硬化の初期病変

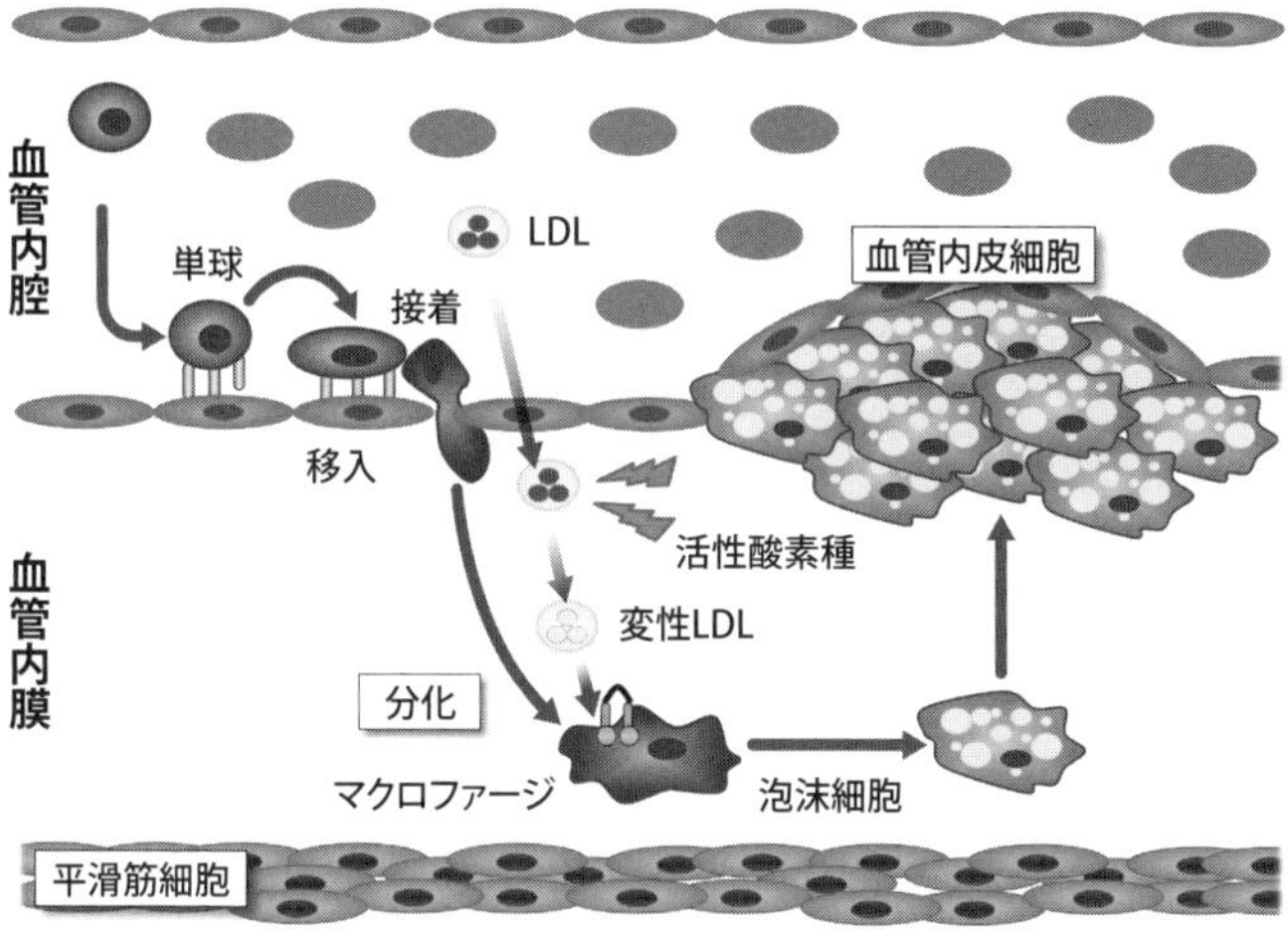

の説明に進む前にわかりやすくお教えしましょう。

夏場、エアコンが効いていない部屋に生肉をテーブルに置いておくと、30数℃の気温ならば数時間で腐り始めて、夕方までテーブルに置いておいたら、明らかに異臭を放ってくることでしょう。私たちがいま暮らしている空間には、細菌やウイルスやカビの胞子がうようよしています。ケガをすると傷口を殺菌しないと膿《う》んでしまうでしょう。膿むというのは、菌が繁殖したことによるのです。菌はもちろん空中にもいるし、土の上で転んだときには土の中の菌が入るという場合もありますが、ちょっとすりむいて化膿した、というとき、原因となる菌はだいたい黄色ブドウ球菌という皮膚の常在菌なのです。

私たちの皮膚の表面は、じつは黄色ブドウ球菌だらけです。皮膚は弱酸性に保たれていて、菌はいるけれども、大繁殖はしません。汗をかいたりすると、汗の水分で黄色ブドウ球菌はじめさまざまな雑菌が繁殖して、臭いが出てきたりする。じつは汗自体にはそれほど臭いはないのです。

ケガをすると、皮膚から栄養素が豊富な血液が出てきます。黄色ブドウ球菌は私たちのカラダにまとわりついていますから、ケガをして血液が出てくると、この菌に栄養を与えてしまって、ほおっておくと大繁殖して傷口が化膿してしまいます。

ふつうは皮膚が、また鼻の場合には穴の粘膜には鼻毛が生えていて、菌やホコリが入りにくいようにカラダを保護していますが、多少はどうしても体内に入ってしまいます。

それでもカラダの中で簡単に菌が繁殖しないのは、この、単球から分化したマクロファージがカラダの隅々までパトロールしているからです。侵入者がいないか、変な細菌やウイルスがいないかと見回りをして、ゴミ（老廃物）や細菌などの侵入者がいたとなると、このマクロファージがパクッとその細菌やウイルスを食べて、やっつけてくれるのです。

ウイルスに効く万能薬はない！ 頼りは自分の「免疫細胞」

■「カゼは寝て治す」は正しかった！

ちなみに、カゼなどによる体調不良を引き起こす微生物には、細菌とウイルスの2種類がありますが、95〜98％はウイルスが由来しています。抗生物質はウイルスには効かず細菌をやっつけるものなので、カゼの2〜5％にしか抗生物質は効果ありません。インフルエンザウイルスに対しては、感染初期なら増殖を抑える薬がありますが、症状が進んでからでは、あまり効果がありません。ウイルスに対する万能薬は依然としてないのです。これが、昨今、コロナウイルスやインフルエンザウイルスがパンデミック（大流行）になって世界中で多くの死者を出してしまった理由です。もし、ウイルスに対して万能に効くカゼ薬ができたらノーベル賞級の発見になるはずです。

みなさんもよく、「カゼをひいたら寝ておけ」と言われることでしょう。これはまったく気休めではなく、薬が効かないからこそ自身が持つ免疫細胞が大事だからです。運動すると、筋肉が疲れて筋肉痛になるのと同じように、免疫細胞も、酷使《こくし》すると疲れてしまいます。

徹夜したあとや、激しい運動をしたあとはカゼをひきやすいというのは、筋肉と同じように免疫細胞の働きが弱まってしまい、いままでは免疫細胞がカラダを防御してくれていたのに、疲れてあまり働かなくなってしまうからです。

だから、カゼをひいたら寝ておけ、というのは、寝て、体力を温存して、免疫細胞の働きを高めてあげて、自分で治す力を高める、ということです。処方されるカゼ薬には、熱が出たら解熱剤、頭痛がしたら痛み止めなどの薬が用いられます。市販薬でも総合感冒薬がありますが、いずれも対症療法で、根本的に細菌やウイルスをやっつけるものではありません。**根源を治すのは自分の免疫力**なのです。

ただ、もしカゼをひいてお医者さんに抗生物質を処方されたら、それは素直に飲んでください。カゼの95〜98％はウイルス由来で抗生物質が効かないといっても、カラダはウイルスとの戦いで疲れて免疫細胞が弱っており、細菌による2次感染予防や治療のために抗生物質が処方されている可能性もあるからです。もし抗生物質を5日分処方されたら、カラダの調子が良くなったからと3日で切り上げることはせず、5日飲むことをおすすめします。死滅しなかった菌がまた繁殖して、カゼをぶり返す可能性があるからです。

さらに、前回処方され、ムリに節約して取っておいた抗生物質を、カゼの症状が出たときに自己判断で再び飲む人がいますが、おすすめしません。同じ種類の抗生物質を何度も飲むと、薬剤耐性菌が生まれて薬が効かなくなる可能性が高まるからです。医者にかからずに治せるレベルのカゼならば良いですが、症状が重くなり医者にかかった際は、トコトン医師の指示に従うことをおすすめします。

コレステロールの運び屋「LDL」が錆《さ》びてしまうと……

■高脂肪食や運動不足が招く落とし穴

ここで、再び図15（141ページ）の解説に戻ります。血管内腔に単球があって、膜に入ったマクロファージの上に「変性LDL」が見えます。さらにその上には、ただLDLとあり、これは低密度リポタンパク質ともいい、みなさんご存じの「悪玉コレステロール」です。血中にある中性脂肪やコレステロールは肝臓で作られていて、名前のとおり、脂の一種です。

みなさん、ダイエットの思い込みから脂を悪いものと思いがちですが、カラダにとって脂は無くてはならないものです。私たちの肌が保湿度を保てるのも、脂があるからです。また、皮下脂肪や内臓脂肪も脂ですが、適度な脂はエネルギー源として貯蔵したり、カラダを冷やさないように暖めたりしてくれるもので、カラダにとって無くてはならないものです。南極の氷の下に住んでいるアザラシは、私たちよりもダントツに脂を持っているので、寒がらないのです。脂はあり過ぎれば困りますが、無くてもとても困る、カラダにとって大事なものです。

ご存じのように、脂は水と混ざりません。ドレッシングは水と油が入っていて、分離しているので使う直前にシャカシャカと混ぜて振り掛けます。だけど数分置いておくと、また水と油に分離します。

ここで、血液の中をのぞいてみましょう。肝臓で作られた中性脂肪やコレステロールが脂なのに対し、血液は水と同様の性質を持ちます。赤い色素がある赤血球があるため真っ赤であり、そのほかいろいろな物質が溶け込んでいますが、基本的には水と一緒だと思ってください。カラダの中では、肝臓で作られた脂質を血管という水路を使って、カラダの隅々まで届けています。

ドレッシングのように、水と油は分離する性質があり、毛細血管で水と脂が分離してしまうと、血管が詰まります。なので、分離しないように脂を運ぶ専用の船がLDLなのです。巨大タンカーで大量の油を一度に運ぶのではなく、油を運ぶとても小さな船が分担して、血液の海に大量に流れていると思えば良いでしょう。肝臓で脂質をLDLに乗せて、血中に撒《ま》き散らかさないようにカラダの隅々に運び、さまざまな組織に脂質を供給しているのです。

なおＬＤＬは出世魚のように成熟にともなって名前が少し変わります。肝臓で作られた脂質、コレステロールや中性脂肪が最初に乗るのはＶＬＤＬ、それからＩＤＬを経てＬＤＬになりますが、ここではＬＤＬ以降の話をします。

カロリーを毎日摂りすぎている人は、「メタボリックシンドローム」になるのは誰もが知っていることです。いまや、「メタボ」という言葉は小学生でさえも聞いたことあると思います。

メタボリックとは「代謝」で、シンドロームは「症候群」ですが、何かの代謝がおかしくなる症候群のことです。まず起こるのが、「糖質代謝異常」。これは本書でもたびたび説明しています。甘いものばかり食べている人、あるいは、甘いものばかり食べているわけではないのに、運動不足が原因の人。これは、消費カロリーが少なくなると、炭水化物が入ってきても、血液中から組織にグルコース（ブドウ糖）が入りにくくなってしまい、インスリンの効きが悪くなるからです。せっかく糖質を摂っているのに、代謝がうまくできなくて、エネルギーを作れない状態となります。

そうすると、これは大変だとカラダが反応し、何かを燃やしてエネルギーを作らなければいけないと、代わりに脂質を燃やそうとします。しかし、その脂質も永続的に使えるわけではなく、しだいに「脂質代謝異常」も起こります。

健康な状態であれば、糖質も燃やすし脂質も燃やします。人によって差はありますが、たとえば有酸素運動を20分以上つづけると脂質の利用率が上がるのですが、メタボリックシンドロームの場合は、糖質代謝と脂質代謝のバランスがおかしくなっている結果、血液中にグルコースがあるのに組織に入ってくれず、ずっと血糖値が高い状態がつづくことを説明してきました。

つまり、糖尿病です。糖質代謝異常から脂質代謝異常も起こり、以前は、血液中の脂質濃度が高い状態を「高脂血症」と呼んでいましたが、いまは、「脂質異常症」と呼ばれています。

この状態を放っておくと高血圧も起こりますが、糖尿病、脂質異常症、高血圧が揃うと動脈硬化の発症率が急上昇します。要するに、糖代謝異常が起こると、脂質代謝異常も起こり、図15（141ページ）のように血液中のLDLの濃度が高まります。

本来であれば、どこかの組織に脂質を届けて、LDLの役割は終わりです。しかし、運動不足やカロリーの過剰摂取をすると、血中のＬＤＬ濃度が高まってしまい、それにともなって活性酸素によって錆《さ》びて形がおかしくなった「変性ＬＤＬ」も増えてきます。

先にメラニンの話をしましたが、紫外線のようにエネルギーの高い光に当たりすぎると、皮膚が酸化して日焼けが起こります。紫外線による活性酸素が多すぎると真皮の細胞の中にあるＤＮＡも壊れてしまい、皮膚がんの発症率も高まってしまいます。同様にカラダの中でも糖尿病、脂質異常症、高血圧などがつづくと臓器へのストレスとなり、炎症反応などの理由で活性酸素が発生します。その結果、ＬＤＬが錆びて「酸化ＬＤＬ」もしくは総称して言われている「変性ＬＤＬ」になります。

ところで、免疫細胞であるマクロファージは「不審者はいないか」と、ずっとカラダの中をパトロールして、進入してきた細菌やウイルスをやっつける正義の味方ですが、逆にマイナスの働きをしてしまうことがあります。マクロファージが脂《あぶら》を取り込み過ぎると、厄介なことが起きてしまうのです。

そうすると「細菌いないか～」、「悪いウイルスがいないか～」、「役割が終わった細胞や要らないゴミないか〜」と、秋田のなまはげのようにパトロールしているマクロファージが、元々は身内であったＬＤＬの成れの果てである変性ＬＤＬを不審者と勘違いしてパクッと食べてしまいます。

マクロファージは、たんに自分の仕事をこなしているのですが、変性ＬＤＬを取り込むと、その中には脂質があり、図15（１４１ページ）にある泡沫細胞となってしまいます。マクロファージの細胞の中にも水が豊富にありますが、ここに変性ＬＤＬから脂質がたくさん入ってくるので、マクロファージの中で分離し、脂質の粒々ができてしまうのです。これを顕微鏡でのぞくと、あたかも泡が立ったように見えます。それで泡沫細胞と呼ばれていますが、その泡の根本は脂質なのです。

これがつづくと、血管の内側に泡沫細胞がたくさん溜まった山ができています。これは、脂質を食べ過ぎて苦しくなって死んだマクロファージの死骸です。

マクロファージの死骸の瘤《こぶ》が溜まっているだけではぜんぜん痛みがありません。気づかずに、「夕べは食べ過ぎたなあ。まあいいや」を繰り返していくと、血管の内側でこの瘤がどんどん成長して、最終的には血流を遮断します。これで、心筋梗塞《こうそく》や脳梗塞になるというわけです。

第1章で僕の父親は、教科書に書いたような生活習慣病の流れを経て、糖尿病によるメタボリックシンドロームから脂質異常症も併発し、血液中の脂質が高まって動脈硬化が進展したことを紹介しました。父の場合、最初に起こったのは、心臓の血管ではなく、脳の血管の梗塞です。脳は、首を絞めると1分で気を失って、心臓が3分動かないと、脳死となる可能性が高まります。

ですから、脳梗塞や心筋梗塞で倒れたら、まず近くの人が、心臓マッサージをするとか、街中の施設の各所に設置されているAED（自動体外式除細動器）を使って心臓の鼓動を回復しなくてはなりません。処置が遅れて、3分以上が過ぎると脳が死んでしまいます。

僕の父はこのメカニズムで脳の血管に動脈硬化が起こり、首を絞められたように、脳の内側で血流が遮断されて、脳細胞が死んでしまいました。それでも偶然まだ心臓は動いていたので、救急車で運ばれて、命はとりとめましたが、一部の脳細胞は死んでしまったので、息子が目の前にいてもわからない認知症になってしまいました。

血管内の泡沫細胞の死骸は、血管にまんべんなく張りつくのではなくて、図15（141ページ）で示したように集積する性質があります。たとえば、水道のホースの水の流れを観察すると、やわらかく曲がるカーブのところに水圧が強く当たります。血管もあちこちでカーブしていますが、カーブしているコーナーのところは、血流が強くなり、泡沫細胞の死骸が溜まりやすくなります。

もう1つ、動脈硬化になりやすいところは、ホースは1本だけど、血管はホースと違いあちこちで分岐していて、T字路や、途中からY字型に2本に分かれます。この分岐部分にも、血流が強く当たるので、血栓の現象が起こりやすくなります。

あと起こりやすいのは心臓の弁です。バクバクしていて、血流が逆流しないようにしている弁があるのですが、そこにも圧力がかかるので、泡沫細胞の死骸が堆積《たいせき》する現象が起こりやすいのです。

病気になる前に、高コレステロールの治療薬は処方されない！

■医師のアドバイスは転ばぬ先の杖《つえ》

年に1回、会社で義務づけられている検診あるいは人間ドックに行くと、コレステロール値は必ず測るものですが、そこで160という値を超えると、薬物治療が始まります。このままだと間違いなく動脈硬化が進行するので、危険だから薬で下げましょうという処置です。

生体に存在するコレステロールの7割以上は肝臓で作られたもので、食事由来のコレステロールは3割以下と言われています。そのため肝臓でのコレステロール合成を抑えると血中コレステロール値は効果的に低下します。メーカーによって異なりますが、「ピタバスタチン」や「シンバスタチン」などの「〇〇スタチン」と呼ばれる薬があり、総称、「スタチン製剤」と呼ばれ、すでに世界的に使われています。

余談ですが、肝臓でのコレステロール合成を抑えるこの製剤を最初に開発したのは、日本の三共（現・第一三共）の発酵研究所に所属していた遠藤章さんです。この発見によって動脈硬化による死亡率は明らかに世界中で低下。遠藤さんにノーベル賞が贈られない理由が僕にはよくわかりません。

話を戻しますが、世界中で利用されているスタチン製剤にも課題があります。一度起こってしまった動脈硬化、マクロファージの泡沫化はほとんど元に戻りません。これがいまの医学における問題なのです。ではなぜ、スタチン製剤が投与されるかといえば、さらなる悪化をゆっくりにしてくれる効果があるからなのです。

少し似た状況の病気で、白内障があげられます。カメラのレンズの役割を果たす水晶体が目の先端にあって、ピント調節をしてくれているのですが、この水晶体が白く濁っても、ほとんど修復されません。一度熱で変性してしまったゆで卵の白身が、冷ましても元に戻らないのと似ており、白内障という水晶体の変性は、一度起こると治らないのです。白内障の兆しがある場合は、進行をゆっくりにしてくれる目薬をさしますが、それでも、白内障がかなり進んで生活に支障が出てきたら、薬では治らないので手術で水晶体をとって人工物に入れ替えるしか方法はありません。

白内障は、日本では保険適用で手術を受けられます。じつは世界的に見ると、失明の原因の第1位は白内障です。白内障の手術は確立されており比較的難しくないと言われていますが、国が医療費を補助できない国では、治療法はあるのに、お金がなくて失明してしまう人もいます。

しかし、動脈硬化は、白内障のレンズ交換のように、カラダ中のすべての血管を入れ替えるという手術はできません。一度起こってしまっても、スタチン製剤は悪化をゆっくりにしてくれるだけです。ですから、予防が大事と言われるのです。

さて、ここからが問題です。たとえば、コレステロール値がちょっと高い人が病院に来て、「先生、僕は5年後か10年後に動脈硬化になる可能性があるので、いまのうちからスタチン製剤をください」と言っても、残念ながらもらえません。「症状が出てからきてください」と追い返されます。症状が出る前は、医師も「運動療法や食事療法をしてください」としか言えません。

もし予防のためにスタチン製剤の処方が許されたなら、体重増加が気になる日本のほとんどの中高年がもらう資格があるという可能性があります。ただでさえ国の医療費が足りなくなってきているので、予防でも薬を出していたら、たまったものではありません。かといって、まだ痛みを感じず自覚できない病気の予防に、保険適用せずに10割自己負担で高価な薬を買う人もいないでしょう。何よりも、コレステロールは塩分や糖分と同じでカラダにとってなくてはならない物質なので、医師に相談せず自己判断で、強引にコレステロール値を下げるスタチン製剤を飲むことは、危険な行為になってしまいます。

カゼをひいたとか、がんと診断されたというときは、素直に病院に行って治療を受けることをお薦めします。そのような病気に対処するのは医師の仕事です。しかし、動脈硬化のように1回起こってしまったら治せず、予防が最も大切という病気の対応は、医師のみならず、管理栄養士や食品科学の研究者の意見が大切です。治療のための栄養学と、予防のための食品科学はだいぶ異なるからです。臨床に多忙な医師が、トマトに含まれるエスクレオサイドAやリコピンの濃度を日夜測定していることは、ほとんどありません。

しかし、「予防医学は医師に聞け！」という従来の常識は、これまでの人類と病との戦いの歴史を振り返ると当然かもしれません。たとえば、熊本県の阿蘇郡小国町出身の医師である北里柴三郎先生は、破傷風菌の純粋培養に成功し、その後、抗体を利用した血清療法を確立、さらにはヨーロッパで大勢の人命を奪ったペスト菌を発見し、感染症から人類を守る「予防医学の父」として有名です。

感染症対策の予防医学は、いまでももちろん重要ですが、昨今の生活習慣病対策の予防医学には食品科学がより重要であり、感染症対策とは状況が大分異なります。

予防医学に対する食品科学の重要性といえば、脚気《かっけ》に対するオリザニン（ビタミンB_1）の有効性がすぐに思いつきます。大正時代に国民病といわれた脚気は、神経障害によって足のしびれがおこる重篤《じゅうとく》な病気ですが、その原因は精製米の摂取によるオリザニン不足であることを見いだしたのは、東京大学農学部で食品科学者である鈴木梅太郎先生です。

いまでこそ健康維持に対する各種ビタミンの重要性は当たり前になっていますが、当時、タンパク質、脂質、糖質とミネラルがあれば十分と思われていた時代にビタミン不足を指摘したのは食品科学者です。なお、鈴木先生は乳幼児の死亡率が高かった時代に、日本初の育児用粉ミルクの開発などもおこなっています。そういえば、コレステロール値を下げるスタチン製剤の話で、先ほど登場した遠藤章先生も農芸化学者です。

生活習慣病に関しては、医者は治療がいちばんの仕事で、予防はいちばんの仕事になっていません。そのため、徳島大学医学部などを除き、ほとんどの医学部では栄養学関連のカリキュラムはわずかしかありません。予防のための食事法は、本来は管理栄養士、そして、食品の中のどの成分が効いているかという見解は、食品科学者の意見がいちばん当《とう》を得ている場合が多いのです。

アメリカでは、管理栄養士の地位がとても高いのですが、日本でも一般にプロフェッショナルとしての認知度と信頼度が上がることを願うばかりです。

血管、小腸、肝臓の3カ所で働くエスクレオサイドAのアグリコン

■善良なコレステロールが悪の帝王になるのを防ぐ!!

さて、ここまでの解説から、動脈硬化の原因は、泡沫細胞となったマクロファージが血管に溜まることであり、それを防ぐには、泡沫細胞を発生させないことが大事だと理解できます。動脈硬化のメカニズムがわかったところで、いよいよリコピンよりも量が多いエスクレオサイドAのアグリコンがどのように体内に働きかけるかを解説しましょう。

まず、図16（163ページ）の右側を見てください。マクロファージの右横に、矢印のところにACAT（エーキャット）とあり、さらにその横に泡沫化へ進む、という図式になっています。ACATというのは酵素の一種で、マクロファージが持っているものです。

先に述べたとおり、肝臓で合成されたコレステロールはLDLの船に乗り、酸化して変性を受けたLDLはマクロファージに食べられACATが働くことで、コレステロールエステル(CE)という物質に変換されます。マクロファージがCEを蓄積することで、それまで正義の味方だったマクロファージは悪者の泡沫細胞に変身してしまうのです。

そこでマクロファージが悪の道におちいらないために、エスクレオゲニンAが登場します。エスクレオサイドＡから糖鎖が外れたアグリコンであるエスクレオゲニンＡは、ＡＣＡＴの動きを抑える効果があります。そうすると、コレステロールがＣＥに変換されなくなり、マクロファージの中に、コレステロールとして残ります。

コレステロールを運ぶ船のうちＬＤＬは悪玉で、ＨＤＬは善玉です。ＬＤＬは末梢の組織やマクロファージにコレステロールを運ぶ船で、ＨＤＬは逆に、末梢に運んだ過剰のコレステロールを引き抜いて肝臓に戻す役割を果たしてくれます。エスクレオゲニンＡがＡＣＡＴの働きを抑制することで、マクロファージの中に残ったコレステロールをＨＤＬが吸い出し、ＨＤＬが肝臓に戻してくれるのです。

カラダの中に脂を運んでくれるＬＤＬと、過剰なものを回収して肝臓に戻してくれるＨＤＬ、両方とも必要なものなのです。しかし、いまの先進国社会は、外食も加工食品も脂っぽい食べ物が多く、さらにクルマを使ってあまり歩かずに、カロリーばかり過剰摂取しています。こんな日常では栄養素、つまりＬＤＬが過剰になってしまいます。ＬＤＬはなくてはならない脂質の運搬船でありながら、過剰に存在するとカラダにマイナスとなるコレステロールの運び屋であることから、あたかも悪者ととらえ

（図16）エスクレオゲニンAは3箇所で働き動脈硬化を予防する

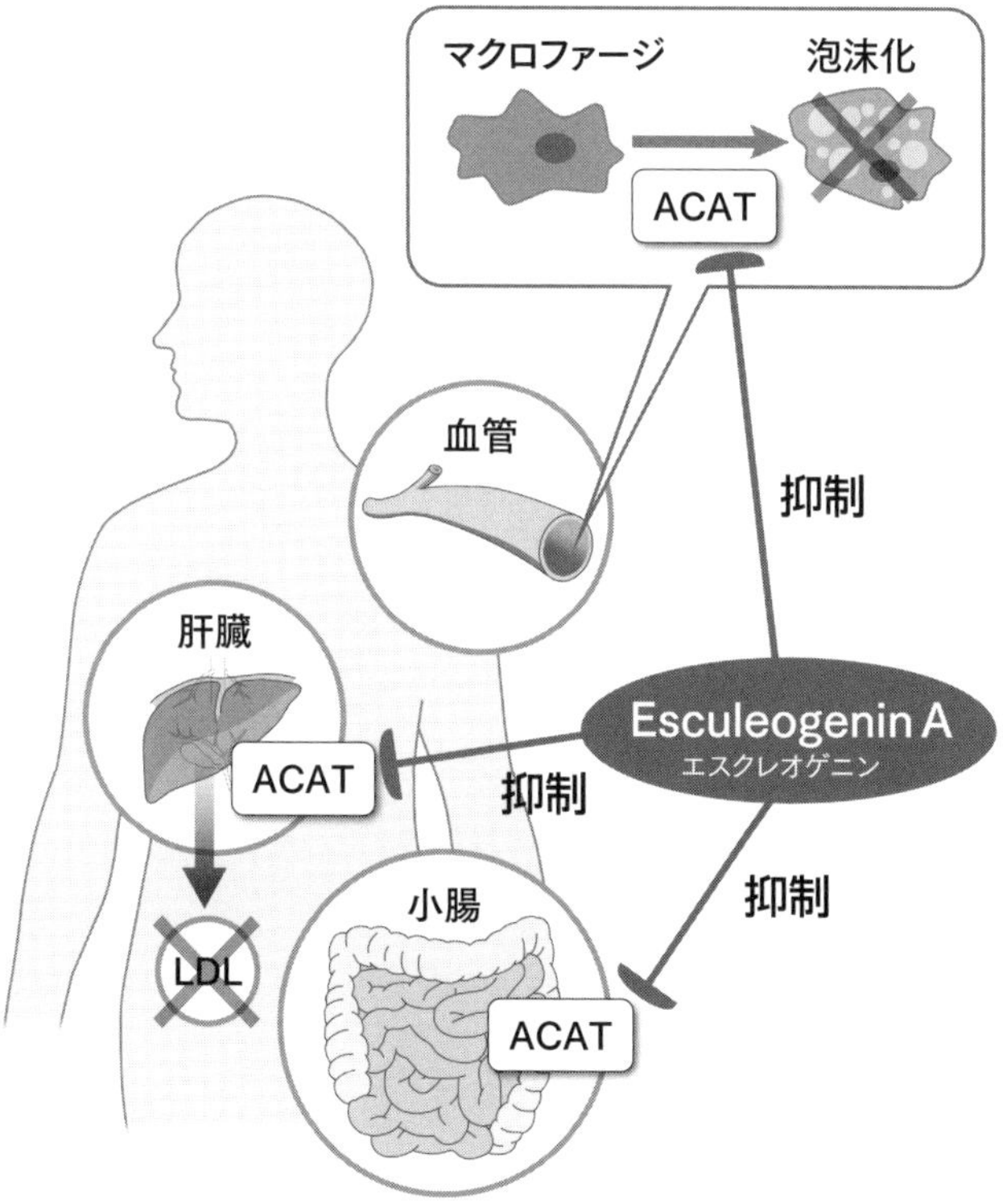

られてしまい、〝悪玉コレステロール〟というかわいそうなニックネームをつけられてしまいました。一方、HDLは、過剰なコレステロールを、末梢から回収して肝臓に戻してくれるので、善玉コレステロールというニックネームがつきました。でも本来は、両方とも、カラダにとって無くてはならないものなのです。

さて肝臓に戻されたコレステロールは過剰に収容されて悪さをしないの？　という疑問がわきます。それが大丈夫、肝臓はとても賢い臓器です。「いまはコレステロールの合成は要らないんだね、OK！」とコレステロールをカラダに送り込むことを止めてしまいます。要するに、肝臓という工場に商品が返品されてきたので「じゃあ生産ラインを止めるよ」と、コレステロールの生成を止めてしまうわけです。

コレステロールは砂糖や塩と一緒で、ありすぎると良くないし、無くても困るものです。いま、ダイエット志向が行き過ぎて生理が止まるほどダイエットしてしまう若い女性もいますが、もちろんカラダにとっては良くありません。そもそもコレステロールは、血管の膜に適切な量が存在しなくてはならないもので、血管の柔軟性を維持してくれるものです。

まだ若く血管は健康なはずと思いきや、痩せ過ぎの女性の中には、学生気分で遊びでバレーボールを少しやっただけで、手首があざだらけになるという人がたまにいます。コレステロール不足で血管の弾力が落ち、少しの衝撃で内出血してしまうのです。ふつうの人は皮膚を自分でパチンと叩いても、ぜんぜんあざにはなりません。すぐに血管が破れないようにしなやかに保っていてくれているのがコレステロールなのです。

ダイエットし過ぎの女性と同じように、血管が破れる現象が、戦前・戦後の日本人にもあったのをご存じでしょうか。食料不足からくるコレステロールの不足で血管がもろくなったのです。お年寄りが重いものを持ったり、寒いトイレに入って便座にしゃがんだりしたときに、血管がキュッと収縮して血圧が上がり、それで脳の血管が切れてしまうことが多くありました。冬の時期、トイレで亡くなっているお年寄りが多かったのは、コレステロール不足が原因です。しかも、コレステロールは男性ホルモンと女性ホルモンの原料になります。だから、痩せ過ぎてしまうと男性らしさや女性らしさがなくなってしまうということが起こります。

さて、再び図16（163ページ）の解説に戻ります。ＡＣＡＴは3カ所でその機能を働かせます。先ほどいったマクロファージの中と、小腸で食事由来のコレステロールが吸収され、腸管から血流に行くとき、そして、肝臓からコレステロールがLDLという脂質の輸送船に乗るためにもACATが必要です。なので、エスクレオゲニンAがACATの働きを抑える作用は、肝臓と小腸と血管の3カ所で効果を発揮します。

最近、脂の吸収を抑える特定保健用食品（トクホ）として話題の黒ウーロン茶にある「ウーロン茶重合ポリフェノール」が脂肪吸収阻害に効くのは、高脂肪食を摂取する際に、脂質の腸管吸収を抑えるためですが、**エスクレオゲニンAの成分は小腸を含む3カ所で効くので、効果的に動脈硬化を予防できます。**これがエスクレオサイドAの最大の利点です。

ミニトマト3個を毎日食べる健康習慣を！

■ミニでも大きく健康に寄与するトマトの力!!

動脈硬化は毎日少しずつ予防する努力、これがいちばん大事なことです。それにはエスクレオサイドAを含むトマトの摂取が効果的です。しかも、**ミニトマト3個で十分摂取できます**。動物実験の結果から考えると、ミニトマト1日1個でも良いのですが、糖鎖を外してくれる腸内細菌叢が人によって異なると予想され、消化吸収性も人によって違うので、3個くらい摂ったほうが良いと考えています。

しかし、僕はこれをサプリメントにする必要性はまったく考えていません。濃縮エキスのサプリメントにすると、一度にトマト何十個分も摂取できるようになり、今度は、良いものでも過剰摂取した際のリスクも考えないといけないからです。よって、手軽にパクッと摂取できる健康法としては、そのままのミニトマト3個摂取することを、みなさんにぜひおすすめします。

コラム

栄養学のウソ・ホント……①

レモンの酸味の正体は?

Q レモン、温州みかん、ジャガイモ、パプリカ(赤ピーマン)、この中でどれがいちばんビタミンCが豊富でしょうか?

A 100グラム中のビタミンC含量は、レモンは50ミリグラム(果汁)、温州みかんは33ミリグラム(薄皮の部分を含む)、ジャガイモは50ミリグラム、パプリカは170ミリグラム。正解はパプリカでした。

出所:日本食品標準成分表2015年版(七訂)

こうして見ると、ジャガイモはレモンに匹敵し、必ずしもレモンだけがビタミンC

がたくさん入っているのではないことがわかります。ちなみに、ビタミンCがレモン何個分というキャンディやビタミン剤がありますが、いずれも酸味が特徴です。ビタミンCはたしかに酸っぱいですが、レモンの酸味の主な正体はビタミンCではなくて、クエン酸です。レモンと同じくらいビタミンCを含むジャガイモを食べても、「うわ、酸っぱい！」とはさすが言いわないでしょう。酸っぱくない野菜や果物、あるいは緑茶にもビタミンCはたくさん含まれます。ビタミンCが豊富なことを謳《うた》いたいキャンディーの宣伝で、レモン20個分と宣伝しても、「ジャガイモ20個分」ではイメージが伝わりません。「レモンはビタミンCが極めて豊富」というイメージは、加工食品やサプリメントの宣伝のために作られたものなのです。

リコピンとエスクレオサイドAの効能の違い

■こんなすごいことが世に認知されるのに10年の歳月を要した

僕たちがおこなったエスクレオサイドAの研究成果論文は、２００７年に発表されました。動脈硬化を予防する研究結果が評価され、アメリカの心臓病学会に論文が採択されて有名な学術誌に載りました。しかもそれを、アメリカのロイター通信が取り上げて、世界に配信してくれました。アメリカから逆輸入という形で日本にそのニュースが入り、熊本大学のグループがトマトの新しい栄養成分を見つけたと、みのもんたさんが司会をするお昼のテレビ番組「おもいッきりイイ!! テレビ」（日本テレビ系）で取り上げてくれました。放送後1週間、トマトが飛ぶように売れました。しかしその後、大学研究機関の僕たちは、企業と共同研究をしたわけでもないので、自主的な宣伝をしなかったことが原因か、1週間が過ぎると、ブームはパッと消えました。HIVやマラリアの特効薬のように、命に直結し、この薬がないと生きていけないとなるとすぐ広まるでしょうが、進行を自覚できない疾患を予防するという天然物の機能性研究は、なかなかみなさんの記憶にとどめることは難しいと実感しました。

ところが、こういう新しい発見は得《え》てして、10年くらい経ってから研究成果が少しずつ世に広まってくると言います。そう思っていたら、本当に10年経ったところで、エスクレオサイドAの効能が注目されはじめました。僕たちは企業が普及させたリコピンのように大々的に宣伝をしたわけではないのですが、エスクレオサイドAの効能が徐々に注目され始め、僕も健康をテーマにしたTV番組などによく出演の機会をいただくようになりました。近ごろは、JA熊本に協力頂いてエスクレオサイドAについての普及啓蒙活動もおこなっています。また、トマトの生産者にとっては、自分たちが作っている野菜に人々を健康にする効果があるということで、自分の仕事に対して誇りを持つことができることでしょう。

さて、エスクレオサイドAと先ほどから話題にあげている同じトマトの栄養成分リコピンとの効能の違いに着目してみましょう。

リコピンが注目されている理由は抗酸化物質としての機能があるからです。酸化がカラダに及ぼす影響はいろいろあります。わかりやすいところでいえば、日焼けもその1つです。また、もっと深刻な問題でいえば放射能も酸化を引き起こします。福島原発で放射性物質がリーク（漏れ）したのがなぜ問題かというと、まず、被曝するとカラダが酸化して錆《さ》びるからです。DNAやカラダの構成成分である脂質、タンパク質が片っ端から錆びて、形が変わってしまうのが放射性物質の恐ろしさです。とくに、設計図である細胞の核にあるDNAが壊れてしまったときの健康被害は甚大《じんだい》です。細胞死や細胞の突然変異によって、がんの発生率がグンと高まります。

本書ではAGEsの生成、動脈硬化の進展、ポリフェノールの効用など、何度か活性酸素が出ていますので、もう少し説明してみましょう。

酸素は空気の中に約20パーセント含まれており、生物にとってなくてはならないものですが、同時に酸素と物質が化合することで酸化作用を引き起こします。家の中に保管した自転車と外に野ざらしで置いておいた自転車、どちらが錆びつくかというと、当然外に置いたほうです。この錆は酸化鉄です。金属が水に濡れた状態というのは酸化されやすくなり、そこに太陽が当たったらさらに酸化して錆が増えます。

このように酸素は外部からのさまざまな刺激を受け、反応性の高い活性酸素に変化します。活性酸素は、細胞伝達物質や免疫機能として働く一方で、過剰に発生することで細胞を傷つけ、がん、心血管疾患、生活習慣病などさまざまな疾患をもたらす要因となることがわかってきました。

そこで、活性酸素に対して立ちはだかってくれるのが「**抗酸化物質**」です。

抗酸化物質の特長は、活性酸素が紫外線などによってカラダの中に発生して、タンパク質やDNAなどを錆びさせてしまうときに、その場に抗酸化物質がいると身代わりになって自分が酸化されてくれることです。カラダの構成要素が錆びる前に、自分が酸化されるのです。いわば、抗酸化物質は「身代わり地蔵」です。赤ワインに含まれるポリフェノールや、お茶に含まれているカテキンも抗酸化物質です。

それに対して、エスクレオサイドAは先ほどのコレステロール増加による泡沫細胞の発生を阻害し、動脈硬化を予防します。余計なコレステロールを悪者のCEにしようとするACATの動きを封じる「警察官」みたいなものでしょう。
同じトマトに含まれる2つの物質ですが、体内での働き方はそれぞれ違うのです。

コラム

栄養学のウソ・ホント……②

赤ワインを飲むと動脈硬化にならない？

Q ポリフェノールが豊富な赤ワインを飲むと、コレステロール値は下がり動脈硬化になる確率も下がる。これは本当？

A 赤ワインから体内に取り込まれるポリフェノール濃度では、動脈硬化予防の有効性は確認されていない。

悪玉コレステロールと言われているＬＤＬは、本来適切な量であればなくてはならないものなのに、悪者として、「悪玉」というかわいそうな名前がついています。そしてＬＤＬの酸化を防ぐために、ポリフェノールを摂りましょうと言われています。30年くらい前は、カラダの中の病気は何でもかんでも抗酸化物質を摂っていれば防げると言われていました。しかし、動脈硬化予防に効くというデータはありません。

そこでみなさん、「フレンチパラドックス」という言葉はご存じでしょうか。フランス料理は脂っこいメニューが多く、そればかりを食べていると、脂質が血管の内側に溜まって、動脈硬化が進み心臓疾患を引き起こす可能性が高まります。それにもかかわらず、フランス人は西欧の周辺諸国よりも心疾患の発症率が少ない。それはなぜか、という研究が、１９９２年にフランスのボルドー大学の科学者セルジュ・レヌー氏の有名な論文として発表されました。レヌー氏は論文に、フランス料理を食べるときに赤ワインを一緒に飲むことで、赤ワインに含まれている有効成分が作用している可能性があると記し、アメリカのニュース番組でも赤ワインのポリフェノールに効果があるのではという推論を話したことから、この説は当時世界的にすごく有名になり、赤ワインブームが起こりました。

しかし、その後、このフレンチパラドックスという論文は、疑問視されています。体内のポリフェノール濃度は炎症マーカー、循環器疾患等との相関性は認められなかったのです。動物実験では、実際に高濃度のポリフェノールを投与すると良くなったというデータはありますが、抗酸化物質を摂ったら動脈硬化の発症率が抑制されたというヒトのデータは、じつは見当たりません。

そして、フレンチパラドックスのデータには1つのからくりがあります。ワインを飲める人を対象に疫学的な研究がされて論文になったのですが、ワインを飲める人は、すなわちある程度健康な状態であると言えます。体調の良くない人、アルコールが苦手な人はワインを飲まないでしょう。そういう意味でも、残念ながら実証性には欠ける研究結果であると言われるようになりました。

ジョンズ・ホプキンス大学医学部の研究者たちは、赤ワインの産地で有名なイタリアのキャンティ地方の約8000人を実験の対象に、「キャンティ地方における老化」というタイトルの研究を1998年から2009年まで進め、3つの小さな村落における60歳以上の人々の尿中レスベラトロール（赤ワインに含まれるポリフェノール）量を毎日検査しました。しかし、体内のレスベラトロールの濃度と、炎症マーカー、循環器系の病気、がん、死亡率一般との間には、いかなる相関関係も存在しないことを結論づけました。

また、免疫細胞であるマクロファージや好中球（白血球の一種）は、進入してきた細菌をやっつけるために、わざと活性酸素を発生させ、細菌を殺します。つまり殺菌するための武器として活性酸素を使うのです。さらに、免疫細胞はカラダの中でできるがんの源となる細胞（がん源細胞）ががん組織に育つのも抑えてくれていますが、免疫細胞の活性酸素産生を抑えてしまうと、がん源細胞を押さえ込む力が弱くなります。そのため、抗酸化サプリを継続的に摂取すると、サプリを摂取していない人に比べて死亡率が高まったという報告もなされています。

過剰に炎症反応が進んだときは良いかもしれませんが、日々、とても濃いお茶を飲んだり、大量に抗酸化サプリを摂取する必要はありません。食品の機能性はたんなるブームや俗説に惑わされず、専門家の手によって栄養成分の検証がなされたものを信じるよう、慎重に選ぶべきでしょう。

第5章

病を予防し
健康寿命を延ばす

おすすめ食材と食べ方最新研究

第2章でご紹介したAGEsは日ごろの食習慣・運動習慣を2～3週間変えるだけで数値が変わります。現在、トレーニング施設や薬局、都道府県や市の施設、エステなどにAGEsセンサが広まりつつありますので、血圧測定くらい、日本中で簡単にAGEsが測れるようになると、数値が高い方は生活習慣を改善する気づきになって、血糖値やコレステロール値を正常レベルに抑えられる行動につながるのではないかと、期待しています。

AGEsを抑えるのは薬やサプリだけではなく、ふだん食べている野菜や果物、そのほか、食物に含まれるタンパク質、糖質、脂質、ミネラル、ビタミンの適切なバランスでも効果は十分見込めます。

第4章で紹介したトマトの有効成分エスクレオサイドAは、僕たちの大きな発見の1つでしたが、ほかにもカラダに良い物質はあります。この章では、積極的な摂取を提言したい食材のほか、摂取量に注意したい食材も紹介します。また、トマトをはじめとしたおすすめ食材の調理法をいくつかご紹介しましょう。

1 柑橘《かんきつ》類・梅干しに含まれる、意外と知らないクエン酸のパワー

最初におすすめしたいのが、とくに意識しなくても日常的に口にする「クエン酸」を効果的に摂取することです。

クエン酸は、レモン、オレンジ、グレープフルーツなどの柑橘類や梅干しなどに含まれる有機化合物です。さわやかな酸味が特徴で、柑橘類や梅干しの酸っぱさのもとがクエン酸です。薬局に行けば粉末状のクエン酸を売っています。

最近は、アルカリ性の汚れを落とす効能から、トイレやお風呂場の洗剤としても活用され、ドラッグストアやホームセンター、100円ショップでも手に入ります。

糖尿病や過激なダイエット・つわりで起こる吐き気はケトン体のしわざ

■結果的に太りやすい体質に……

このクエン酸と密接に関係する物質にケトン体（脂肪を燃やして作りだされるエネルギー源）があります。カラダの中で脂肪分解が急激に進むとき、ケトアシドーシス（血液が酸性に傾く状態）、もしくは高ケトン血症といわれる状態になっています。少し複雑な話ですが、解説していきましょう。

カラダの中の3大栄養素として、エネルギー源としてすぐ使われるのが糖質、次は脂質です。糖質も脂質もたくさん使うと、最後にタンパク質も燃やされます。持久力が必要なマラソンなど、長時間エネルギーを燃やすときには、あらかじめ糖質をしっかり摂っておくことが大切です。なおマラソン大会の前日は、もうトレーニングはせず、ゆっくり休養して、しっかり炭水化物を摂るカーボローディングをおこなって、肝臓や筋肉にグリコーゲンを貯めておくことが重要です。つまり、マラソン大会は、気合いだけではなく、前日まで計画的にしっかり栄養素を摂ることが重要で、試合当日の朝には、もう勝敗の半分が決まっているといっても過言ではないでしょう。必ずしも糖質は悪者ではなく、グリコーゲンのストックを蓄えるためにも、日常的に適度に摂ることが大事です。

しかし、重度の糖尿病の状態は、血液中にあるグルコース（ブドウ糖）が筋肉や脂肪細胞に入らなくなります。復習ですが、血液は糖で満ち溢れているけれど、骨格筋やそのほかの組織に入らず、生体組織は飢餓状態になる。そのようなアンバランスが起こるのが糖尿病でした。血中のインスリン濃度が高い状態がつづく、高インスリン血症という状態になります。第3章で述べたとおり、インスリンの第2の働きとして「脂質の蓄積を高める」という作用があるため、持続する高血糖は高インスリン血症を招いて、結果的に太りやすい体質になります。

持続的に血中インスリン濃度が高い状態がつづくと、今度はインスリンによる血糖値低下が起こりにくくなります。

これを簡単な例でご紹介します。細胞膜にある、グルコースを細胞内に入れる扉（グルコース・トランスポーター・タイプ4：GLUT4）はインスリンがノックすることで開きます。しかし、絶えず扉をノックしていると、次第に扉が開く働きが鈍くなり、以前は1回ノックすればすぐに開いたのに、2〜3回ノックしないとなかなか開かなくなるのです。するとすい臓のβ細胞（血糖値を低下させるホルモン）は扉を開けてもらうために、より多くのインスリンを生産して分泌します（図17）。この「より多くのインスリンを生産」の副作用で太りやすくなってしまうのです。

カラダ全体としては、エネルギーであるグルコースが細胞内に入らないので疲労感が増し、さらに高血糖が招いた浸透圧の関係で尿量が増えて、ノドが渇きやすいという症状が起こりはじめます（第1章、「ナメクジに塩」26ページを参照）。骨格筋や脂肪細胞に血中のグルコースが入らず、細胞がグルコースをエネルギー源としてうまく利用することができないと、カラダに蓄積されたほかの栄養分を消費し始めます。

最初のうちは、肝臓や筋肉で蓄積されたグリコーゲンというグルコースの塊を分解して利用しますが、それだけでは1日も持ちません。そうすると筋肉でエネルギーが作れず、生命維持が困難になるため、つぎに脂肪組織に蓄積された脂肪を分解して、末梢《まっしょう》組織で使うエネルギーを作ろうとします。中性脂肪を分解して脂肪酸を取り出し、さらに分解してアセチル補酵素A（アセチルCoA）という物質に変え、これをミトコンドリア（細胞の働きをサポートする器官）に入れてエネルギー産生の材料にしま

（図17）

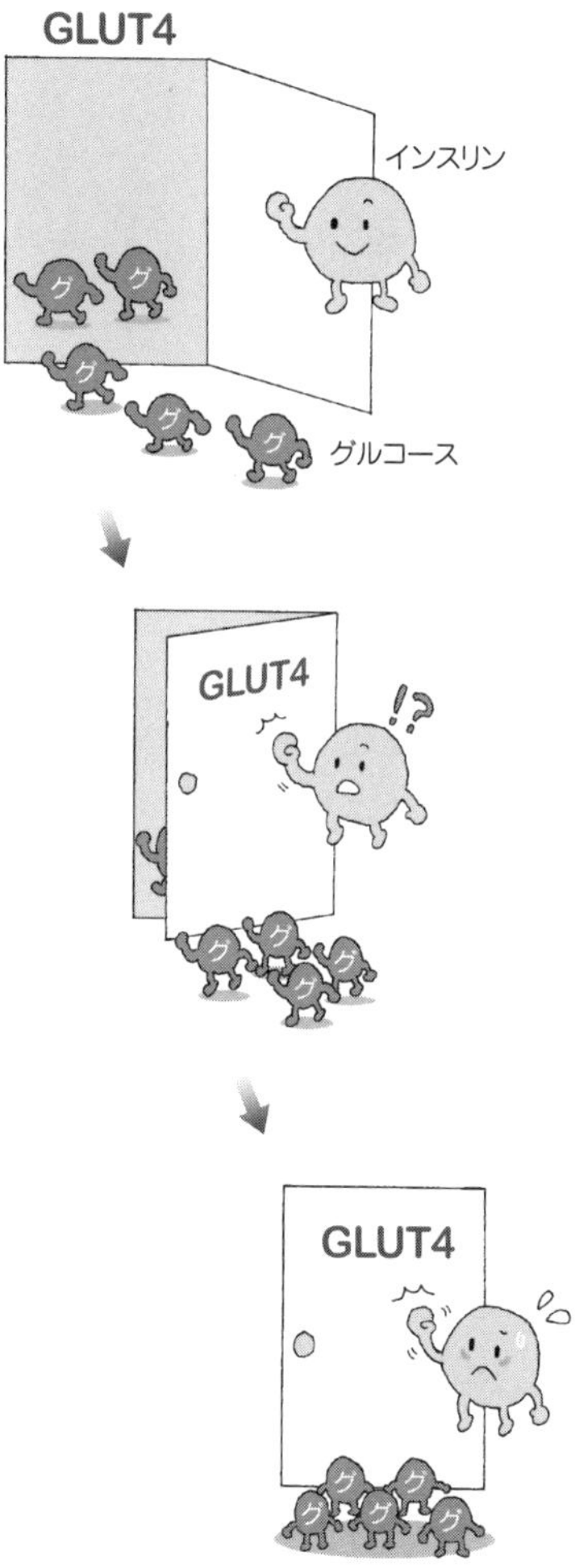
GLUT4
インスリン
グ
グ
グ
グ
グ
グルコース
GLUT4
!?
グ
グ
グ
グ
GLUT4
グ
グ
グ
グ
グ

（図18） ケトアシドーシスの進展

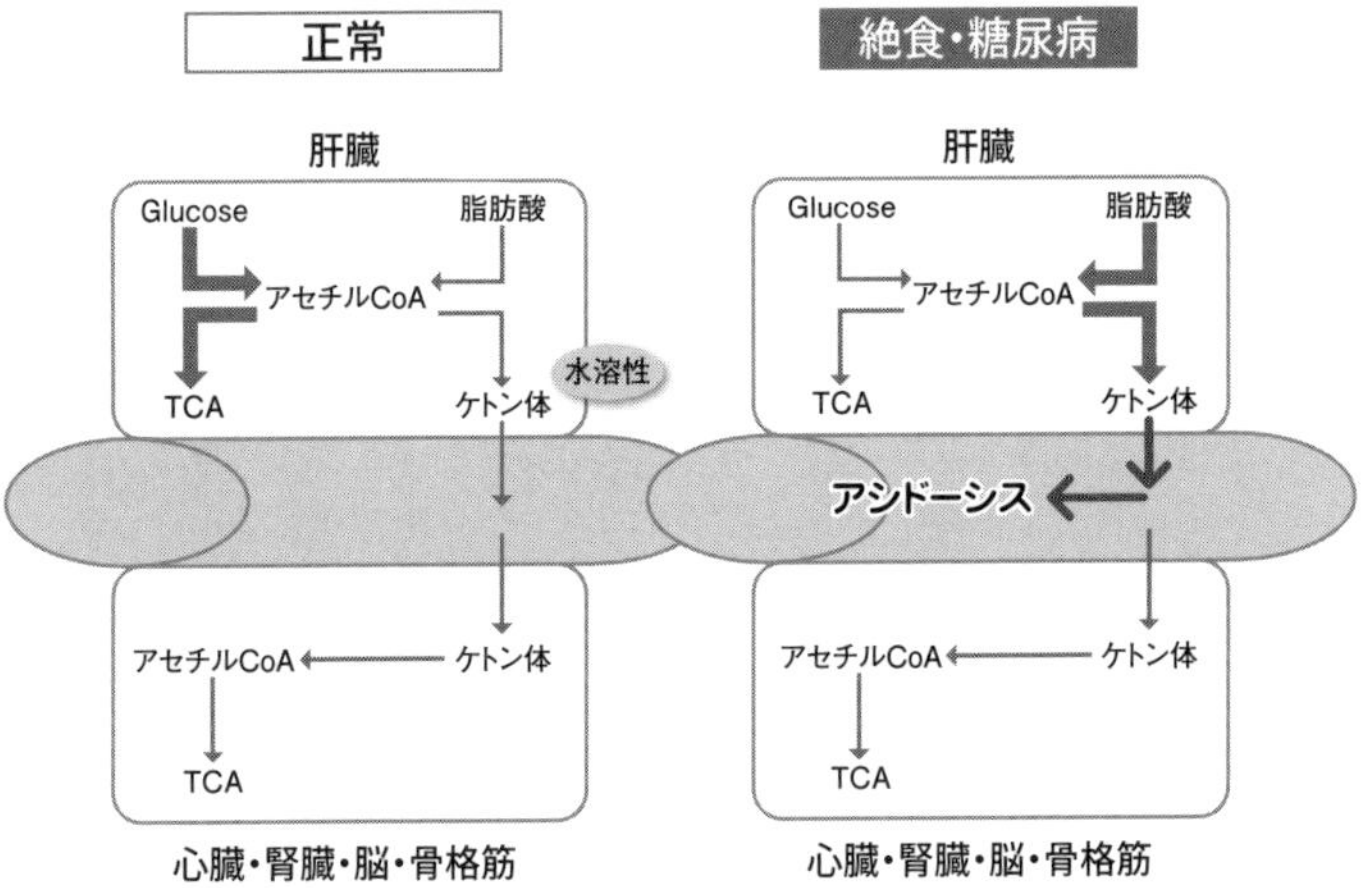

す。しかし、細胞内でグルコースが不足していると、せっかく材料として準備されたアセチルＣｏＡがミトコンドリアでうまく利用できず、過剰に余ってしまったアセチルＣｏＡはケトン体に変換され、肝臓から血中に放出されます。これが糖尿病という糖質代謝異常から脂質代謝異常が起こってケトアシドーシスを引き起こすメカニズムです。ここはかなり難解なので、図を用いてもう少しお話ししましょう。

健康な人の肝臓にグルコースが十分にあると、代謝されてアセチルＣｏＡになります（図18左）。炭水化物であ

（図19） 解糖系、TCA回路、電子伝達系のつながり

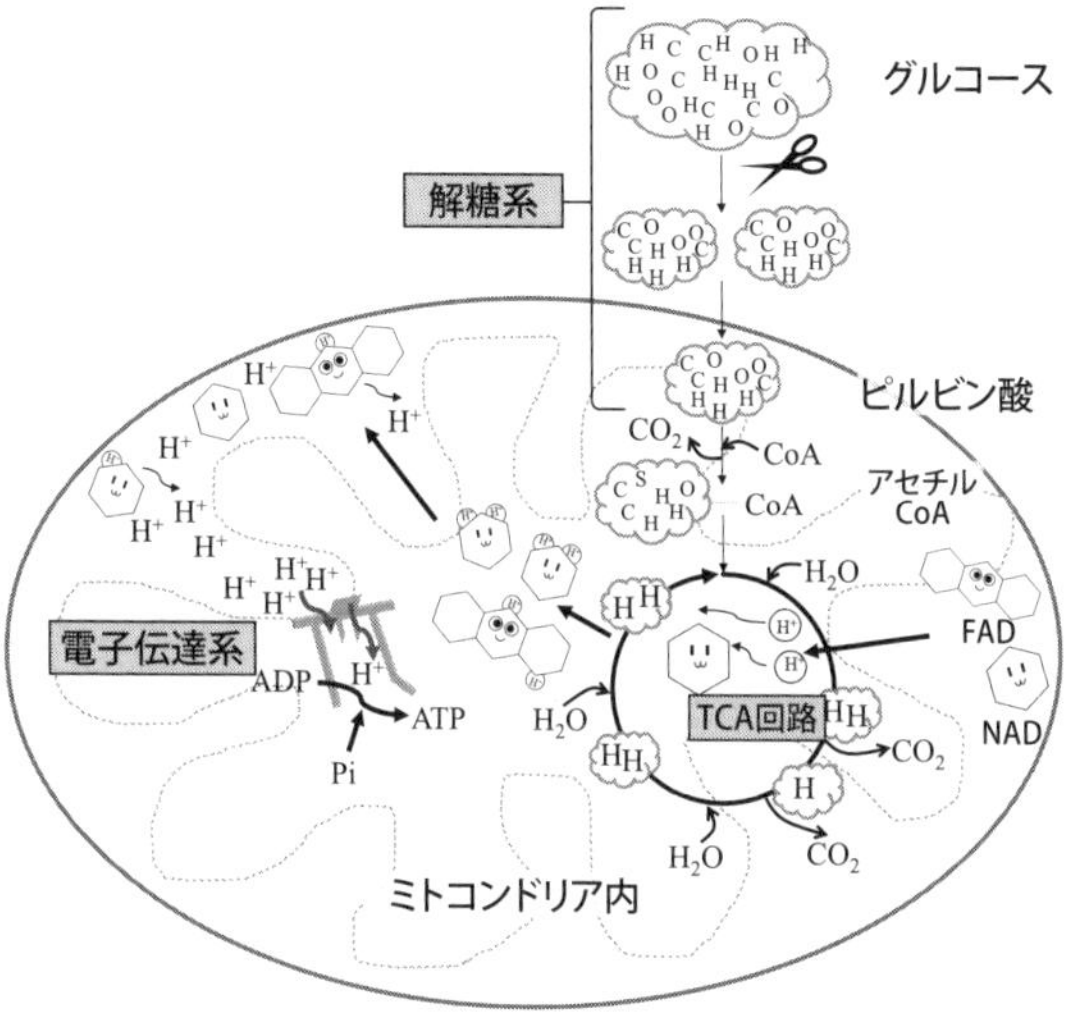

るグルコースがいきなり分解してエネルギーが作られるわけではなく、代謝酵素によって少しずつ分解されて、ピルビン酸（無性ブドウ酸）というものができますが、ここまでの反応は糖質を分解するので「解糖系《かいとうけい》」と言われています（図19）。ピルビン酸はビタミンB_1の助けを借りてアセチルCoAという物質に変化しますが、第4章で紹介した脚気《かっけ》は、ビタミンB_1の不足によってアセチルCoAができず、神経にピルビン酸が溜まってしまうことによって起こります。ビタミンB_1があればアセチルCoAとなり、その後、「T

CAサイクル」(クエン酸回路)に取り込まれ、最終的にはミトコンドリアの膜に存在する酸化的リン酸化という方法でATP(アデノシン三リン酸)が作られます。ATPは、物質の代謝・合成などさまざまな生命活動に必要なエネルギー源となる物質で、グルコースのみならず、脂質の分解からも生成されています。

健常者においては、グルコースからアセチルCoAが作られる割合が高いのですが、糖尿病、過度な運動やダイエットなどで細胞内のグルコースが枯渇《こかつ》すると、代換エネルギーとして脂質の分解から作られる比率が高まります。それが図18(186ページ)の右側です。

健常者でも脂質代謝からのアセチルCoAの生成とケトン体の生成は少し進んでいますが、ケトン体は水溶性ですので、肝臓から血液の中に流れ出て心臓・腎臓・脳・骨格筋に流れていきます。ほかの臓器に移動したケトン体は再びアセチルCoAとなり、細胞のミトコンドリア内に入ってTCAサイクルと電子伝達系を経て、ATPを産み出しているのです。

これが糖尿病になると、細胞内のグルコースが顕著に減るので、代わりに脂肪酸の分解が高まって、TCAサイクルに入りきらなかったアセチルCoAからケトン体が大量に作られ、ケトアシドーシスが悪化します。なお、ケトン体は酸性の物質なので、血中濃度が高まると血液のpHが酸性（acid）に傾いてしまいます。ケトアシドーシスとは、ケトン体によって血液がacid（アシッド）になってしまう病態です。通常はpHが7・40前後に調節されている血液ですが、ケトアシドーシスになると7・30以下になってしまいます。たかが0・1下がっただけだと思われがちですが、血液でのpH0・1の変化は大変なもので、一気にめまい、吐き気、頻脈《ひんみゃく》などに襲われます。

さらに、ケトン体の1つであるアセトンは揮発《きはつ》性で有機溶媒の匂いがしますが、ケトアシドーシスが進むと、呼気からその匂いが出るほどになります。細胞内の糖不足がつづくと、そのうち細胞が死んでしまうことにもなりかねません。ケトン体は検査で測定できます。

糖尿病のみならず、久しぶりにムリな運動をおこなっても細胞内のグルコースが枯渇して、脂肪酸の過剰分解からケトアシドーシスが進み、めまい、吐き気などが起こります。カラダに良かれと思って久しぶりにハリキって運動したら、かえって気持ち悪くなってしまったという経験がないでしょうか？

また、糖質の摂取を制限して意図的に細胞内グルコースを枯渇させ、中性脂肪の分解を高めるのが「ケトン体ダイエット」といわれる痩せ方です。低炭水化物ダイエットとケトン体ダイエットの原理は基本的に同じです。適度に糖質を抜くのはダイエットに有効ですが、とかく若者は極端な人が多いように感じます。糖質を減らせばダイエット？ ならばゼロに！ と、ある日を境に、まるで親の敵《かたき》のごとく徹底的に糖質の摂取を嫌う人がいます。そうすると、やはりケトアシドーシスが深刻化して、めまいと吐き気が起こり倒れてしまいます。僕らは、ケトン体の代謝物であるアセトールからもＡＧＥｓができることを確認しています。

余談ですが、通常は加齢に伴って生体に蓄積するＡＧＥｓが、なんとラット胎児の神経系に顕著に蓄積している現象を見つけました。それらの研究結果を論文にまとめて投稿した際、それを読んだ審査員が「ケトン体からＡＧＥｓができているのではないか？」とコメントしてくれました。人の小指の先にも満たないサイズのラット胎児中のケトン体を測ることは困難でしたので、その論文はケトン体を測らずに採択を頂きました。

しかし、その指摘は面白いと感じ、アメリカ留学から帰ってきたときにケトン体の研究をつづけてみたところ、ケトン体からもＡＧＥｓができていることを見つけたのです。ダイエットの目的は、もちろん健康の維持だと思いますが、ケトン体はＡＧＥｓ生成を高めて老化を早めてしまう可能性もあるので、成果を急ぐあまり、過剰にケトン体を作ってしまうダイエット法はおすすめできません。

クエン酸が細胞内で利用されて生体エネルギーを生み出す

■身近にあるクエン酸が奇跡を起こす

骨格筋や脂肪細胞はグルコースを取り込むＧＬＵＴ４という扉を持っていますが、この扉はインスリンが細胞膜をノックしてくれないと開きません。糖尿病になってインスリンの働きが悪くなると、ＧＬＵＴ４が開きにくくなるので血糖値は下がりにくく、かつ細胞内のグルコース濃度が下がって飢餓状態となり、脂肪酸の分解が高まる……という先ほど説明した現象におちいってしまいます。

最初は、ケトン体からもＡＧＥｓができるのならば、ケトン体の高まる糖尿病のラットにＡＧＥｓの生成を抑制する薬剤を与えたらどうなるだろうかと思いました。しかし、動物実験に用いようと考えていたピリドキサミンというＡＧＥｓ生成阻害剤は、１カ月の薬代が10万円もします。半年だと薬代だけで60万円にもなってしまう。この研究をしていた当時は、研究費が全然なかったので、そんな実験費用はまかなえません。

そこで僕が思いついたのが、クエン酸の活用です。細胞内のグルコースの不足からＴＣＡサイクルを回さずにケトン体が増えてしまうのならば、ＴＣＡサイクルの最初の生成物であるクエン酸を外から供給することで、クエン酸を原料にＴＣＡサイクルが回ってＡＴＰ産生は進み、結果的に脂肪酸の分解が不要になるのでケトン体は下がるのではないかと予測しました。

クエン酸は人でも摂取可能な５００グラムのボトルが1本１０００円程度で買えまし

（図20） クエン酸によるケトン体の改善効果

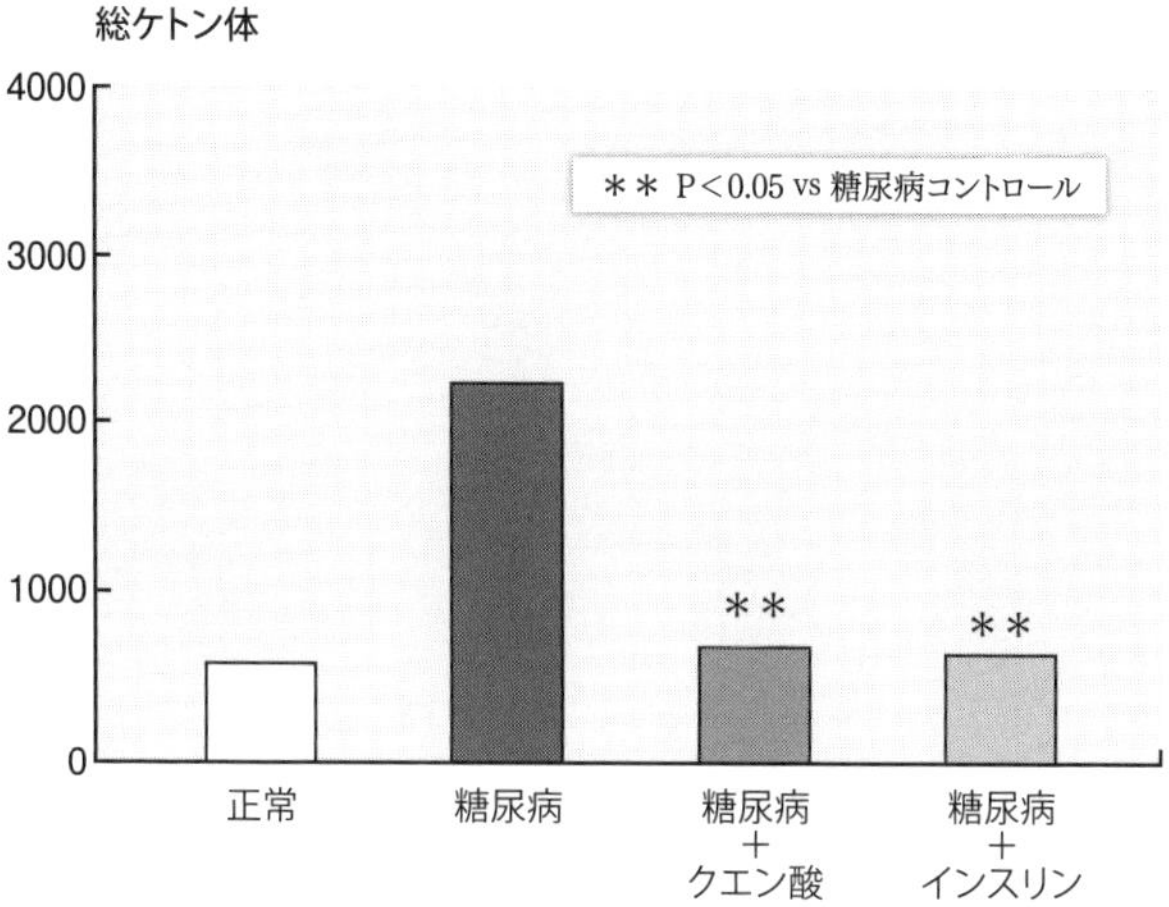

た。結局、糖尿病のラット用に買って半年間実験で使ってボトル1本半、1500円程度で済みました。実験の結果、僕の予測は当たっていました。糖尿病のラットにクエン酸を自由摂取させると、ケトン体はインスリン治療した場合と同レベルまで下がりました。

狙いどおりの実験結果に僕はやった！　と喜びました。ケトン体を抑える食品成分や薬剤はこれまでになく、唯一、インスリンを注射して血糖を無理矢理臓器内に入れる間接的な方法のみだったからです。誰でもいつでもできるクエン酸の経口摂取で、インスリン治療と同様の効果が得られたことは、大きな発見でした（193ページ図20）。

また、糖尿病が悪化すると、腎機能が下がって尿タンパクが出てきます。現在、腎機能が下がって人工透析が必要になる原因は、糖尿病がいちばん多いことが知られています。クエン酸の摂取には腎機能低下の予防効果もありました。

ラットの尿を24時間採取して調べたところ、糖尿病のラットに上昇する尿中アルブミン値は、クエン酸摂取によってインスリン投与群の同レベルまで下がりました。腎機能悪化に対する予防効果が見られたのです。

もう1つ、〝棚ボタ〟の効果が発見されました。ラットに糖尿病を誘発すると、人と同じように白内障を発症し、目が白く濁るのですが、クエン酸投与をしたラットは、ほとんど白くなっていないことがわかりました。この実験結果は想定外でした。摘出した正常なラットの眼球は透明ですが、白内障のラットはタピオカのように真っ白です。これで、糖尿病ラットの白内障の治療は、クエン酸を投与するとインスリン投与と同レベルまで改善するのがわかったのです。

あわせて、ケトン体由来のＡＧＥｓであるN^{ε}-カルボキシエチルリジン（ＣＥＬ）が抑えられているのか、どうしても調べたいと思い、留学先の大学にラットの眼球を持っていって質量分析装置で測ったところ、CELが、クエン酸摂取によって、完全に正常値までではないのですが、インスリン治療と同レベルまで下がっていることが確認されました。糖尿病由来の白内障防止に効果があると結論づけることができたのです。

細胞内にグルコースが入りにくい状態でも、クエン酸はGLUT4を介さずに細胞膜を通過することができ、さらにミトコンドリアの膜も通過して、ちゃっかりTCA回路の中に潜り込むことができます。そうすると、細胞はクエン酸を原料にTCA回路を回せるので、中性脂肪を分解してアセチルCoAを供給することが不要となり、結果的にケトン体の産生低下にもつながることがわかりました。

おばあちゃんの知恵「朝起きたときに梅干しを食べなさい」は正しかった！

■医学の常識は10年経てば変わっている

朝食を朝8時ごろ摂り、忙しくて昼を食べずに夕食となると、その間、8時間以上絶食していたことになり、恐らくお腹がすごく空いて夕食が待ち遠しくなると思います。同様に、夕食を夜8時ごろ摂り、翌朝は8時に朝食を摂れば、今度は10時間以上絶食しています。寝ているとき（安静時）の消費カロリーは、起きているときより低いですが、それでも基礎代謝によるカロリーの消費は進み、朝は絶食と同じ状態になっています。そのため、6～8時間の適度の睡眠を超えて10時間も寝ると絶食状態が長くつづき、起床時には、むしろ疲れを強く感じることになります。

なお、英語では朝食を「breakfast」と言いますが、この単語はfastをbreak（中断する）

（図21） ケトン体が関与する病気

- ▶糖尿病
- ▶過度な糖質制限ダイエット
- ▶過度な運動
- ▶妊娠初期のつわり

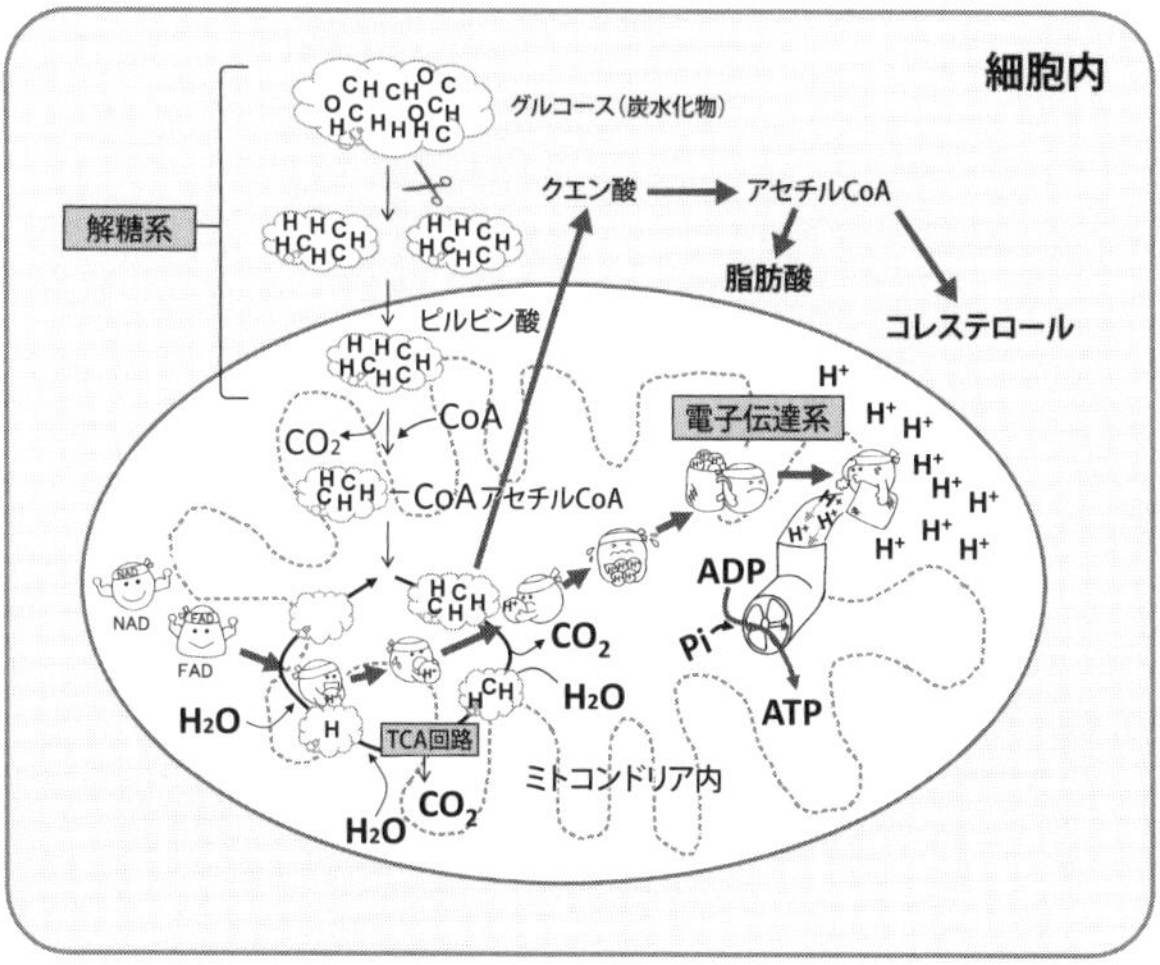

- ●朝食時の梅干し …………… ○
- ●ランニング中のスポーツ飲料 …………… ○
- ●夕食時（後）の梅干し …………… △
- ●就寝前のスポーツ飲料 …………… △

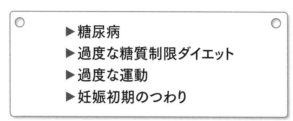

という所からできています。fastとは、速いという意味だけではなく、なんと、「絶食」という意味があります。つまり、breakfastは、絶食を中断するもの、という意味なのです。

僕はおばあちゃんに、「朝食に梅干しを食べなさい」と言われたことがありますが、この「おばあちゃんの知恵袋」は、クエン酸の摂取という意味で、じつはたいへん理にかなっているのです。これら食品に含まれるクエン酸は、睡眠で飢餓状態となっている組織まで迅速に届き、すぐにTCAサイクルを回すガソリンになるので、朝イチにカラダのエンジンをかけるにはもってこいです。

また、ランニング中の飲み物は、クエン酸が入っているものを選ぶと、そこでエネルギー補給が簡単にできます。スポーツは当然汗でミネラルが出ていきますが、スポーツ飲料には、ミネラルや糖分のほかにクエン酸も含まれています。昔は運動中に水分を摂るなと言われていました。僕は高校時代に剣道部の幽霊部員をしていましたが、真夏の合宿練習では水を飲んではいけないという教育を受けており、口が渇いてもうがいをするだけです。その結果、膀胱炎で血尿が出ていた部員も何人かいました。そういう精神面も含めて激しいトレーニングを乗り越えて一人前だと言われていましたが、今思うとこれほど非科学的なアプローチもありません。

医学の常識は、10年単位で変わっていきます。僕の父も糖尿病でノドが渇くけど、腎臓に負担がかかるので水を飲み過ぎてはいけないと医師に言われた結果、血液濃度が高まり脳梗塞になってしまいました。病院で手術を受けたあと、脳外科の医師に、もっと水分補給をするべきだったと言われました。今も悔やまれることですが、これは糖尿病内科の医師が勉強不足だったのではなく、当時は水分補給の重要性があまり言われていなかったのです。今では、とくに年配の方は寝しなにコップ1杯の水を飲みましょうと言われ、血液が濃くなることの問題点が日常的に言われるようになりました。

そういえば、昔はケガをしたら傷口にオキシドールをふりかけて殺菌してから、傷口を早く乾かすというのが一般的でした。高校生のころ、僕は自転車で転び、病院で、オキシドールを吸わせた脱脂綿で生傷をたたかれるという洗礼を受けました。その数日後には絆創膏もつけずに傷口を早く乾かしましたが、その傷跡は今でもくっきり残っています。

5年ほど前に、またしても自転車でこけた際、運悪くメガネの鼻パッドあたりの金属が当たり、鼻下をパックリ切って救急車で運ばれたことがあります。そのときは、鼻下を表と裏から合計17針くらい縫いましたが、オキシドールは使われず、傷口に抗生物質の軟膏がべっちょり塗られて、「傷口を乾かさないで！」と医師に言われました。お陰様で、今は傷跡がほとんどわかりません。場合によっては今でもオキシドールは使われますが、30年でケガの対処法はすっかり変わっています。

クエン酸に話を戻しますが、運動後にクエン酸の多く入った、レモネードを飲むとおいしく感じるのは、エネルギーが枯渇しかけていると、間をおかずにエネルギーとして使えるものをカラダが欲するからです。そのようなことから、長距離マラソンの中継地点の給水は、水やお茶ではなくクエン酸が入っているスポーツ飲料が良いというのが、もはや常識でしょう。この研究結果は、大学の体育学部などに所属する、若いアスリートが取り入れています。

スポーツ時だけでなく、すごくカラダがだるいときにクエン酸水を飲むと回復します。組織に炭水化物が十分に入っておらずカラダがだるいとき、クエン酸を摂取すると回復するのを実感できるはずです。

もう1つ、ケトン体が関与する病態として、妊娠初期のつわりがあります。産婦人科医に教えてもらったのですが、妊娠初期は、胎児に栄養素を取られてうまく体内の栄養バランスが取れなくなり、ケトアシドーシスになっている場合が多いそうです。妊娠初期の女性の嗜好《しこう》が変わって、言われたわけでもないのに酸っぱいものを食べたくなると聞いたことがないでしょうか？　これは、ケトン体を改善するためにカラダがクエン酸を求める生理現象なのではないでしょうか。

まとめると、クエン酸の栄養にはつぎの効果が期待できることになります。

①ケトン体の発生を抑制することによる、糖尿病や過度の運動、ダイエットが原因の吐き気・めまいの改善効果

②糖尿病が原因となる白内障の予防効果

③だるさの疲労回復、激しい運動時の効率的なエネルギー燃焼効果

④妊娠初期つわりの改善効果

クエン酸はカラダに良いが、摂るタイミングにご用心

■なにごとも〝過ぎたるは及ばざるがごとし〟

クエン酸はビタミンと異なり、必須栄養素ではありません。TCAサイクルで多少は体内で作られますので推奨摂取量はなく、疲れたときに、自分のカラダの欲する量を摂れば良いと思います。

しかし、クエン酸の摂りすぎには注意しなくてはなりません。過剰なクエン酸はミトコンドリアから細胞質に出てきてアセチルCoAに戻って、脂肪酸とコレステロールになってしまいます。つまり、太る原因になってしまうこともあるのです。

夕食を十分摂った人がより健康になろうと思ってクエン酸を摂ると、脂肪酸やコレステロールになってしまいます。就寝時は基礎代謝エネルギーしか使いませんので、

過剰なクエン酸は体内に蓄積されるばかりです。

熱を出したときは別ですが、より健康になろうと思って寝しなにスポーツ飲料やクエン酸飲料を飲む必要はありません。運動直後は良いのですが、スポーツ飲料は朝からいつもガブガブ飲んでいると糖分過多にもなります。というわけで、安静時に食事後のクエン酸摂取は肥満につながる可能性があります。クエン酸は諸刃《もろは》の剣《つるぎ》。朝食時の梅干しは良いですが、塩分過多の理由も含め、夕食時の梅干しは控えたほうが良いでしょう。

そこで、クエン酸を手軽に摂れるサプリメントを開発すれば良いのでは、と考えたのですが、この話をしても企業はなかなか乗ってくれないのが実情です。なぜなら、「〇〇山脈から取り寄せたわが社独自の……」ではなく、クエン酸はふつうの食材でたやすく摂れてしまうから、企業として商品化しづらく、注目度が上がらないというのです。どこにでもある食材だからこそ、月に数千円も払うサプリメントに商品化しづらいというわけです。でも逆に言えば、お金をかけずにふだんの生活に役に立つ栄養成分として摂取できるのですから、クエン酸はとても優秀といえるでしょう。みなさんの食生活に毎日意識的に取り入れることをおすすめします。

2 カラダの〝錆《さび》〟に効果的な抗酸化物質・ポリフェノール

２０１１年の東日本大震災において、福島原発の事故から放射性物質が漏れ出したことは人びとに大きな不安をもたらしました。放射線の被曝がなぜ恐ろしいのでしょうか。

そのダメージの本質は、カラダが酸化して「錆びる」ことにあります。人間の設計図であるＤＮＡやカラダの構成成分である脂質やタンパク質が片っ端から錆びて、形が変わってしまうことにより、がんや白血病などを発症します。

そのときカラダからは、活性酸素という物質が出ています。第４章では紫外線により活性酸素を発生することに触れましたが、活性酸素は、鉄もそうですし、カラダの構成成分である糖質、脂質、タンパク質、設計図であるＤＮＡなどを、錆びさせてしまうのです。抗酸化物質は放射線や紫外線を浴びたときに、カラダのタンパク質の身代わりになって酸化し、無害物質へ変換します。これは生物が有害物質から身を守るために発達した仕組みといえるでしょう。

コラム②で書かせて頂きましたが、ワインや果皮に含まれるポリフェノール、お茶に含まれているカテキンは、抗酸化物質で、世の中の健康ブームに乗り、赤ワインやお茶を積極的に飲みましょう、果物は皮ごと食べましょうとよく言われます。

ポリフェノールは、赤ワインの赤色「アントシアニン」や、緑茶の「カテキン」、カレーのスパイスであるウコンの黄色い色素「クルクミン」、チョコレートの「エピカテキン」、大豆の「イソフラボン」、そばの「ルチン」など、多様な食物に含まれます。ポリフェノールは植物に広く分布し、じつに8000種類以上もあります。

お茶のカテキン含有量は意外と少なく、摂り過ぎるとカラダに悪い！

■がんの発生率が下がるという実証はない！

ところがこれも、「え、そうなの⁉」と常識がひっくり返る話があります。世の中ではポリフェノールが豊富な赤ワインを飲みましょう、お茶を飲みましょう、と推奨されています。30年くらい前は、カラダの中の病気は何でもかんでも、抗酸化物質を摂っていれば防げる、ＬＤＬコレステロールの酸化も防げると言われていました。

しかし、お茶を飲み過ぎると逆にカラダに悪いということは、意外と知られていません。お茶の有効成分カテキンは渋みの成分でもあるのですが、腸管から入ってくるカテキンは、本当にわずかです。お茶の濃さにもよりますが、ふつうに飲む濃さのお茶の中にカテキンは０・００数％しか入っていません。お茶はカラダに良いというイメージがあり、カテキンはカラダに良く、がんの発症率が下がると言いますが、じつは疫学的に調べてみると、そのような効果はないのです。

マウスを使った緑茶摂取後の胃がんの発症率実験でも、胃がんが少ないだろうと思っていたのが、論文を書くときに疫学データが集められなかった研究者がいます。その研究者の弁解は「熱いお茶を飲むから胃に負担がかかるのではないか」と言うのですが、熱いお茶で胃にストレスがかかっているかどうかの調査はおこなっていません。

僕の修士論文では、ＳＡＭＰ１という早く老化する性質のマウスを、水道水投与群と緑茶投与群に分けて寿命の変化をみたら、緑茶投与したＳＡＭＰ１マウスは早く死んでしまったという結果になりました。かたや、全くふつうのマウスに水道水とお茶を投与して分けると、お茶投与群のほうが長生きしました。この実験には人間が飲むのと同じ濃度の緑茶を与えていたのですが、緑茶にはポリフェノールのほかに、カフェインも含まれます。早く老化してしまう弱い個体のマウスに、常にお茶を飲むという生活をつづけさせると、ストレスになって早死にしたのではないかと考えています。

お茶のカテキン類が、腸管から吸収されて血中に移行するのはほんのわずかです。血中に移行したカテキン類の抗酸化作用というよりも、腸管において、腸内細菌叢《さいきんそう》に影響を及ぼしているという報告が、多くあがっています。最近は腸内細菌叢にものすごく注目が集まっており、人の性格も左右しているとか、体内の炎症反応に影響しているとか言われます。カテキンのすごいところは、腸内細菌に良い影響を及ぼしていることです。カテキンは善玉菌を増やす効果があり、それら腸内細菌がカラダの炎症反応を治癒《ちゆ》する免疫力の助けになっているそうです。

なお僕は、通常の濃さのお茶を飲んで体調が悪くなったという経験がないので、お茶がカラダに悪いとは、まったく思っておらず、飲みたくなったら日に1～2杯は飲みます。しかし、カテキンのような抗酸化物質の恩恵に預かろうと過剰に濃いお茶を飲む必要はないと考えます。怖いことに、カテキンなどのカテコールという構造をもつポリフェノールは低濃度だと抗酸化作用を示しますが、高濃度だと逆に活性酸素の発生を促進することも知られており、諸刃の剣と考えています。ではどうお茶と付き合うかというと、僕はいつも、「何事もホドホドに、お茶は飲みたいときにおいしいと思える濃さのお茶を楽しんで飲みましょう」と言っています。

企業のマーケティングが食品の健康イメージをつくり上げる

■検証よりイメージが優先する食品類!!

現在、食後の中性脂肪の上昇を抑えてくれるという機能を謳《うた》った、トクホのラベルのあるウーロン茶も販売されています。これは、重合ポリフェノールというウーロン茶の中にある重合ポリフェノールという成分が、脂っこい食事のとき、小腸からの脂肪の吸収を抑えてくれるというものです。トクホということは、最終製品を用いた有効性・安全性のヒト試験、また安全性について、過剰摂取試験を実施することが義務づけられているので、脂肪吸収を抑えるのは本当だと思います。

しかし、脂の吸収を抑えるといっても、みんな脂っこい物を朝・昼・晩、365日食べているわけではないでしょう。だから飲み方には気をつけなくてはいけません。「脂の吸収を抑えるため」ですから、空腹時に飲んでも、脂っこいものを食べたあとに飲んでも大して効果がなく、寝しなに飲むのも効果がありません。また、そうめんのような炭水化物や、刺身のようなタンパク質など、脂っ気のない和食と一緒に食べるときに飲んでも、あまり効果がありません。脂っこい料理を食べる直前に飲むと効果が現われます。

かつて、ラットにお茶を投与すると痩《や》せるという実験報告がありました。ふつうに人間が飲む濃度のお茶は、そこに溶けている成分を重さで表わすと、およそ0・04％にしかすぎません。じつは溶けているお茶の成分はすごく少ないのです。しかし、先ほどのラットにお茶を投与して痩せるという実験では、4％の濃さのお茶を与えていました。人が飲むお茶の100倍の成分が含まれていて、人間は苦《にが》くて飲めません。ラットに苦いお茶しか飲ませない結果、ラットの体重が減ったわけです。これは健康な痩せ方ではなくてカフェイン過剰、カテキン類過剰による病的な痩せ方である可能性があります。極度に濃いお茶を与えると胃にストレスも与える。それで「痩せた」と発表しているような研究が散見されているのが現状です。

あるいは、研究者が研究費獲得のために、たとえば「がんに対する〇〇のお茶に関する研究」という研究課題名にすると、茶葉産地の都道府県から補助金がつくため、前半の「〇〇」からまったく予想外に、「…のお茶に関する研究」のように、無理矢理「お茶」というキーワードが最後につけられるという実態もあります。これは、研究費が必要な研究者にも、機能性のデータを取って販売促進をおこないたい県側にも利益があります。また、お茶飲料のメーカーが、詳細な数値データを出さずに健康への効能をPRして、イメージが独り歩きしていることもあります。

お茶のダイエット効果はとんでもない濃さが用いられていることが多く、ふつうに飲んでいるお茶の濃度では、大した健康効果はありません。でも、はっきりそういうとお茶の売り上げも伸びませんし、お茶を研究する先生も、それで論文を書くと大変なことになるでしょう。先ほどの僕の「お茶を投与した老化促進マウスは早死にする」というデータは修士論文としてまとめましたが、学術論文にはなっていません。誰も「効果はなかった、むしろ悪い可能性も……」という成果を積極的に論文にしたいという方はいませんし、ネガティブなデータでは、必死になって論文を書いてもなかなか採択されないからです。

お茶のカテキンのサプリメントは、昔、アメリカで売られていましたが、今は販売していません。じつは、カテキンは、単品で摂ると危ないのです。金属キレート能も強く、粉末サプリを摂取して局所的に高濃度になると、胃にとてもストレスを与えるのです。エスクレオサイドAの毒性試験をしたときに、カテキンと比較しましたが、エスクレオサイドAは高濃度にしても大丈夫だったのですが、その数分の1の濃度のカテキンでも細胞は死んでしまいました。たまに、「茶葉成分はがん細胞の増殖を抑える作用がある」という学会発表を見かけますが、がん細胞を殺す濃度の茶葉成分は、じつは正常細胞もやっつけてしまうということがよくあります。だから、高濃度カテキンは危ないと、食品機能学と栄養学を研究する僕らは考えています。

健康効果と謳《うた》うのであれば、生理的環境下で検討しなければいけません。お茶のカテキン類は消化吸収性が低く、血中濃度も非常に低いので、ふつうの濃度で飲む分には大丈夫なのですが、単独で高濃度で摂るとじつは危ない食品です。

企業にとって都合の悪いことは世に出ない。それは、マーケティングをするうえでは常識なのでしょう。僕も世の中の企業が悪だと思っているわけではありませんし、ケンカしたいわけでもありません。それでも怪訝《けげん》に思うことがあり、あらためて言いたいのは、世の中にある常識は企業が利益のために作った常識だらけではないか、ということです。

しかし、一般の人は不都合な真実を知らないで、カラダに良いと思って食品を食べたり飲んだりします。お茶を飲むときは、おいしいと感じる濃度の薄いお茶を飲むのがまともで、より健康になろうと思って濃いお茶を飲む必要はまったくありません。過度な期待をしてはいけないし、痩せ薬だと思って飲むものではありません。健康になりたいのであれば、合理的なデータに基づいた食品や機能性食品を摂り、またカロリー計算や運動を組み合わせてダイエットすることを提案したいと思います。

コラム

栄養学のウソ・ホント……③

エジソンは食習慣をも変えた発明家⁉

Q　発明王・エジソンは、それまで1日2食だった食事の習慣を3食に増やすことを提唱しました。これはなぜでしょう？

A　トースターの売り上げを伸ばすため。

白熱電球などさまざまな電化製品を発明し、ゼネラル・エレクトリック・カンパニー（GE）を創業、世界の産業構造を変えたエジソン。発明品の1つにトースターがあります。産業革命以前は先進国であっても1日2食がふつうでした。栄養学とは無縁のエジソンですが、電気の需要とトースターの販売量を伸ばすために、朝食の重要性と、朝から簡単にトーストが食べられるという、「1日3食を推奨」する広報活動をおこないました。それからトースターの販売量は大きく伸び、朝食―昼食―夕食を摂る習慣が世界的に普及したといいます。

なお日本では鎌倉時代から江戸時代中期にかけて菜種油を使った行灯《あんどん》が普及し、それにともなって夕食が遅い時間となり、1日3食が広がりはじめました。

しかし日本でも本格的に朝食の重要性が言われるようになったのは昭和30年以降で、これには、おそらくエジソンの朝食が大事という広報戦略も関与していたことでしょう。つまり、営利的な目的から、エジソンは栄養学の分野にも多大な影響を残しているのです。

なお、聖路加国際病院の名誉院長であった日野原重明先生は、105歳で天寿を全うされましたが、昼食はクッキー数枚でほとんど摂らなかったことで有名です。また、朝早くから仕事をはじめる農家の方は、1日4～5食摂る方も多いと聞いたことがあります。食事回数や量は、消費カロリーや各自の代謝特性によって異なるので、良い体調を維持できる食習慣を各々で見いだすのが最善です。

本来は食べたいときに食べるのが、ふさわしいのかもしれませんが、授業中や会議中に、ひとり食事を摂りはじめるわけにもいかないので、社会的背景から1日3食が定着したように思います。

そのほかにも、キャンペーンによって食品の消費が変わった例はいろいろあります。たとえば、バレンタインチョコレートは日本のチョコレート会社が仕掛けたマーケティングから始まっており、アメリカにチョコレートをあげる習慣はありません。パン給食も子どものころからのパンを食べる習慣と、さらに、アメリカから小麦の輸入量が増えるという戦略のもとに普及したという経緯があります。

驚くべきことに、正月の伝統料理とされるおせち料理も、じつは企業利益のために大幅にアレンジされたものなのです。おせち料理の大本は、季節の変わり目ごとに神様に感謝してお供え物をした御節供《おせちく》がはじまりで、収穫を祝い、地元の食材で、ある程度日持ちする料理がつくられていました。

しかし、バブル景気にのり、地元食材とは無縁の伊勢エビやアワビ、そして販売量を増やすために3段のお重に入れて、デパートが販売をはじめました。そのため、本来は地味であった地域色豊かなおせちが、きらびやかな高級食材を詰めた「お重入りおせち」という宝石箱に変身してしまったのです。100年以上前から、食習慣の変化とマーケティング活動は、じつは切っても切れないものなのです。

食ではありませんが、髪を洗う回数も、シャンプー会社の戦略によって増えています。戦後は月に1〜2回であった洗髪が1950年代半ばころには「5日に1度はシャンプーを」と言われ、さらに「シャンプードレッサー」、朝シャン、ちゃん・リン・シャン」という流行語とともに毎日のシャンプーが定着するようになったのは、じつは1980年代後半になってからです。5日に1度よりも毎日使ってくれたほうが、シャンプー会社としては、消費が増えて都合が良いわけです。また、頭皮の脂汚れを落として抜け毛予防をスカルプ（頭皮）ケアという新しい言葉を使ってシャンプーが宣伝されていますが、実際は、洗髪の頻度が少ないであろうホームレスの人に薄毛人口が多いというわけではありません。

俳優のリチャード・ギアさんは「タイム・アウト・オブ・マインド」（２０１４年）という映画の中で、髪はフサフサの状態でホームレスの役になりきって撮影していたら、映画の撮影とは知らない一般人が彼にピザを手渡したという逸話が残っています。つまり、薄毛でなくともまったく違和感なく、演じられてしまうのです。

頭皮は自浄作用があるので、シャンプー剤を使った洗髪をしないほうが、じつは頭皮と髪に良いという説もあります。スカルプケアという医学用語ではない宣伝用の造語を呪文のように使い、なんとなく科学的根拠がありそうだ、と勘違いさせられているのです。しかし、コマーシャルのスポンサーが減るので、このような不都合な真実がテレビで取り上げられることは今後もないでしょう。

歯磨き粉も同様です。歯磨き粉にはメントールが入っているので、あまり磨けていなくても爽快感で磨けた気分になってしまいます。しかし、歯医者の伯父に言わせると、「歯磨き粉はいらない、つけたとしても先端にほんのわずかで十分。そして柔らかめの歯ブラシで長く磨け」だそうです。歯磨き粉をつけても短時間では大して汚れは落ちないので、歯肉をマッサージするように歯ブラシを軽く持って、時間をかけて磨くそうです。

僕は学生時代に歯槽膿漏となり、リンゴをかじると出血していました。しかし、伯父に言われた方法を実践するようになってから、歯槽膿漏とは無縁となり、しかも年1回行く歯科検診でも、ほとんど歯石がついてないですねと言われます。

しかし、歯磨き粉のコマーシャルでは、歯ブラシ全体にびっちょり歯磨き粉がつけられていますね。そして、いつのまに、歯磨き粉をつけて磨かないと、磨いた気がしないように洗脳されています。

ウェブやSNSに情報があふれる時代だからこそ、情報を取捨選択し、本当にカラダに良いものを自分で見極められる判断力が、僕たちには求められているのかもしれません。

楽チンでおいしい！エスクレオサイドA＆クエン酸 おすすめレシピ集

ここでは、エスクレオサイドAを豊富に含み、栄養成分を壊さないトマトレシピと、クエン酸を効果的に摂取するレシピをご紹介します。

■エスクレオサイドAレシピ

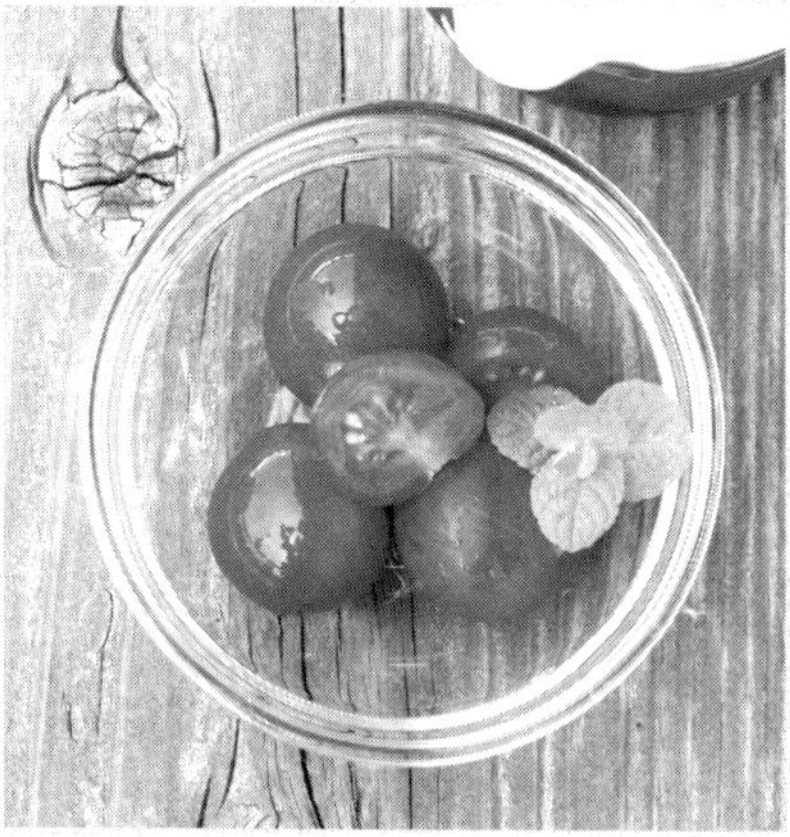

① トマトピクルス

◎材料

・ミニトマト　15～20個
・ピクルス液：
　酢　100ml
　塩　小さじ1
　水　100ml
　砂糖　大さじ2

◎作り方

①すべてのピクルス液を鍋に入れて、火にかけて煮溶かす。
②皮を湯むきしたトマトを漬ければでき上がり。

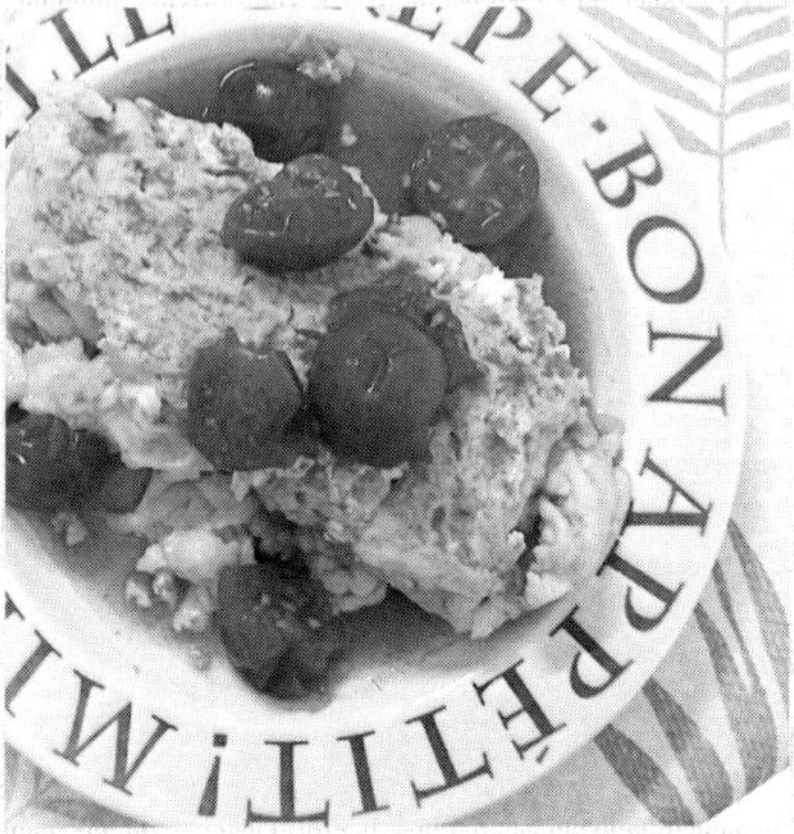

②　トマトオムレツ

◎材料

・トマト　1個（中）
　※ミニトマト８個でも可
・卵液　卵２個
・塩　胡椒　バター　少々

◎作り方

①トマトを８㎜角にカットする。（ミニトマトの場合はヘタを取り半分にカットする）

②フライパンにバターをひいてトマトがしんなりするまで軽く炒めたあと、卵液の１/２量を流し入れる。大きく混ぜながら火を通し、半熟状になったらフライ返しで卵を半分に折り、かたちを整える。残りも同様に焼いたらでき上がり。

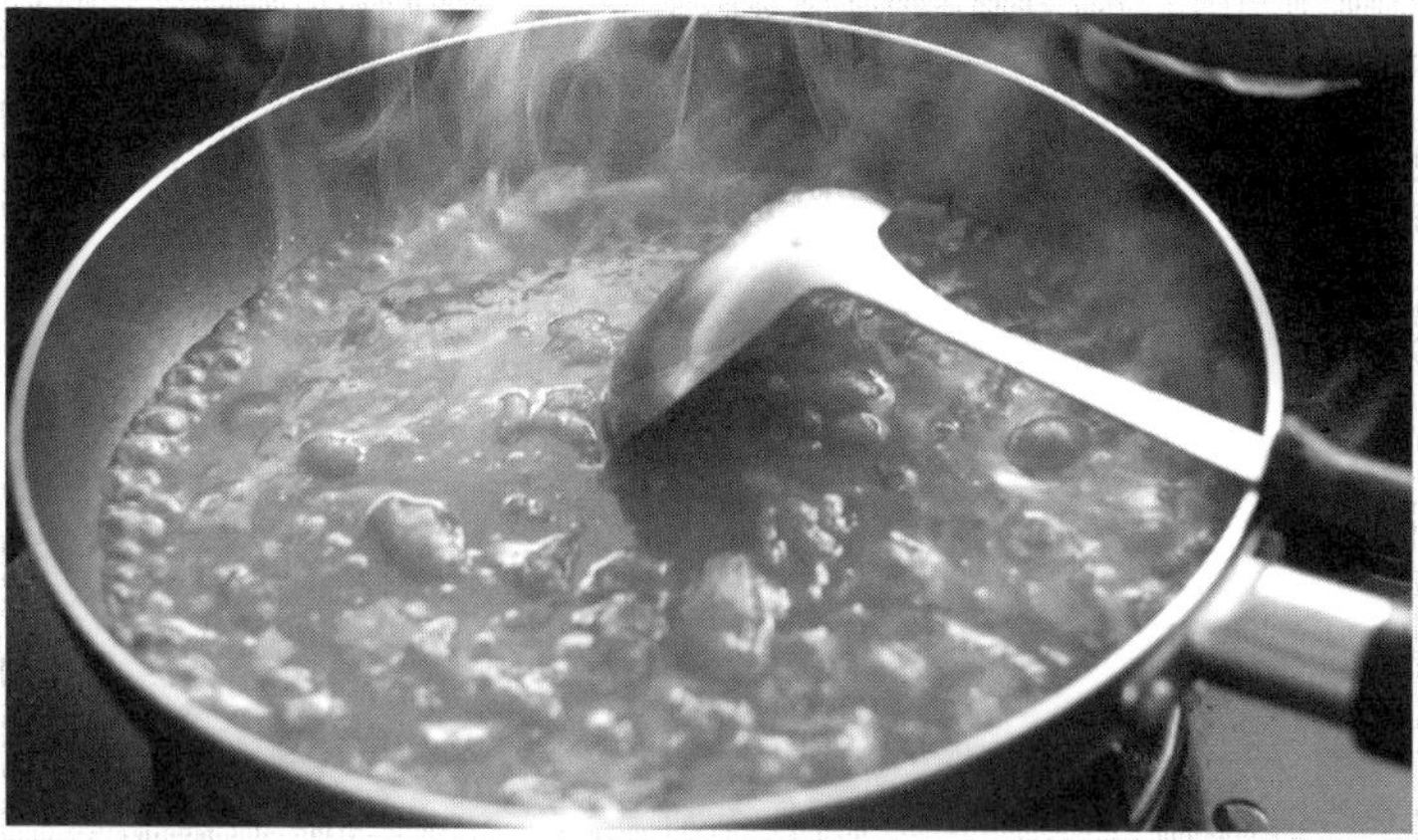

③ 生トマトからつくる万能トマトソース

◎用途　パスタソース、スパゲッティソースなど

◎材料　（約 1.5 カップ分）

- トマト　中玉 2.5 ～ 3 個（400g 前後）
  ※一般的な中玉トマトは 1 個約 150g
- ニンニク　1/2 片
- 玉ねぎ　1/4 個
- オリーブオイル　大さじ 2
- 塩　小さじ 1/3
- コショウ　少々
- ローレル、オレガノなどのハーブ（好みで）適宜

※トマトケチャップ、砂糖、コンソメブイヨンはコク味がほしいときや酸味が気になるときにお好みで加える

◎作り方

①トマトのヘタを包丁で取り除き、熱湯にさっと通し、皮をむく。
②トマトを角切りにする。種が気になる場合は取り除く。
③ニンニク、玉ねぎをみじん切りにする。フライパンにオリーブオイルとニンニクを入れて香りが出てきたら玉ねぎを入れて弱火でしんなりするまで炒める。
④ザク切りしたトマトと塩、コショウ、ハーブなどを加える。フツフツしてきたら弱火で5分煮込んででき上がり。

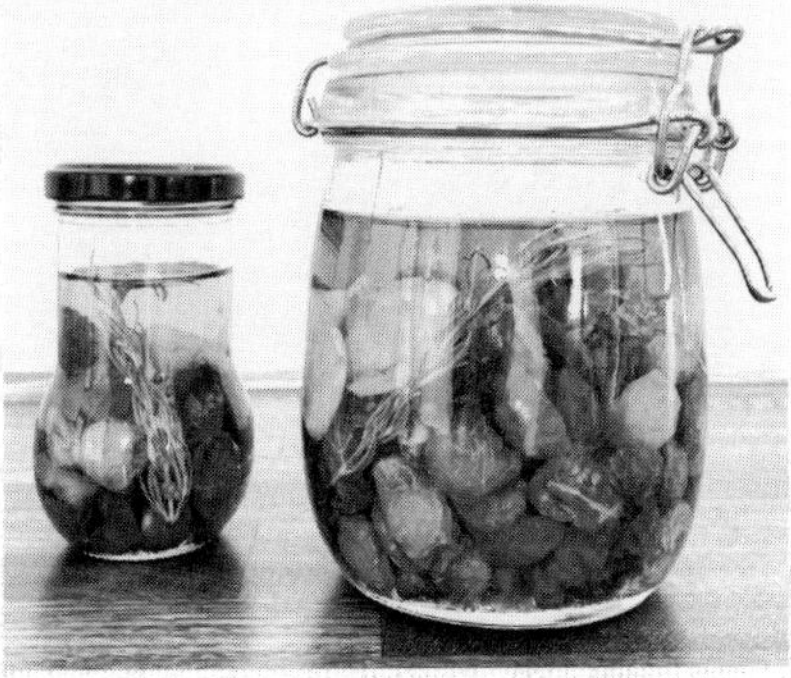

④ ドライトマトのオリーブオイル漬け

◎材料

・ミニトマト　20個
・塩　適宜
・オリーブオイル　ドライトマトが浸る程度

◎作り方

①ミニトマトを半分にカットし、適量の塩をふって日陰干し（3日～1週間程度）する。
②乾燥したら、オリーブオイルに漬けてでき上がり。
※お好みでニンニク、ローリエ、オレガノ、唐辛子を入れると、より美味しくなります。

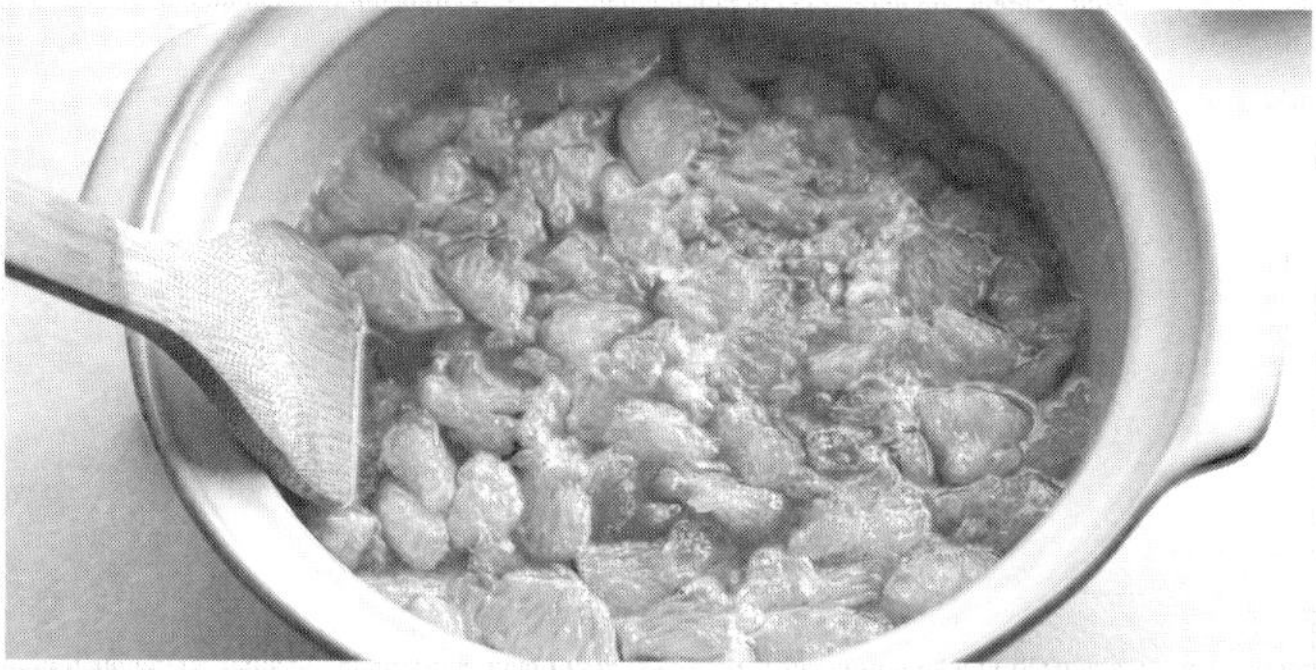

⑤ ジャム

◎材料

・果物（レモン、みかん、パイナップル、グレープフルーツ、夏みかん等）　中１個400g
・砂糖　180g（可食部と同量）

◎作り方

①容器を煮沸消毒して乾かしておく

②レモン・夏みかんなどの皮がある果物はよく洗い、皮をむく。

③皮についている白い部分（わた）は苦味があるので、包丁などで取る。（茹でたあとにスプーンで削ぐのもOK）

④たっぷりのお湯で皮を２度茹でこぼす。そのあと水にさらして水気を切る。

⑤上記④の皮は好みの大きさに切っておく。

⑥果肉の薄皮・種も取り、出汁パックなどに入れておく。

⑦鍋に果肉・⑤の皮・砂糖を入れて火にかける。

⑧水気が出てきたら、薄皮・種の入った出汁パックも一緒に入れて弱火でとろみが出るまで煮込む。

⑨好みのかたさになるまで煮込む。冷めると固まりやすくなるので、少しゆるい状態で止めてください。

⑩煮沸消毒したビンに入れて完成。

【電子レンジ編】

①〜⑤までは左記と同様

⑥大き目の容器に果肉、皮、砂糖を入れて、ラップをせずに600Wで約15分加熱。

※途中で何度かかき混ぜる。好みのかたさになるように時間を調整してください。

⑦煮沸消毒したビンに入れて完成。

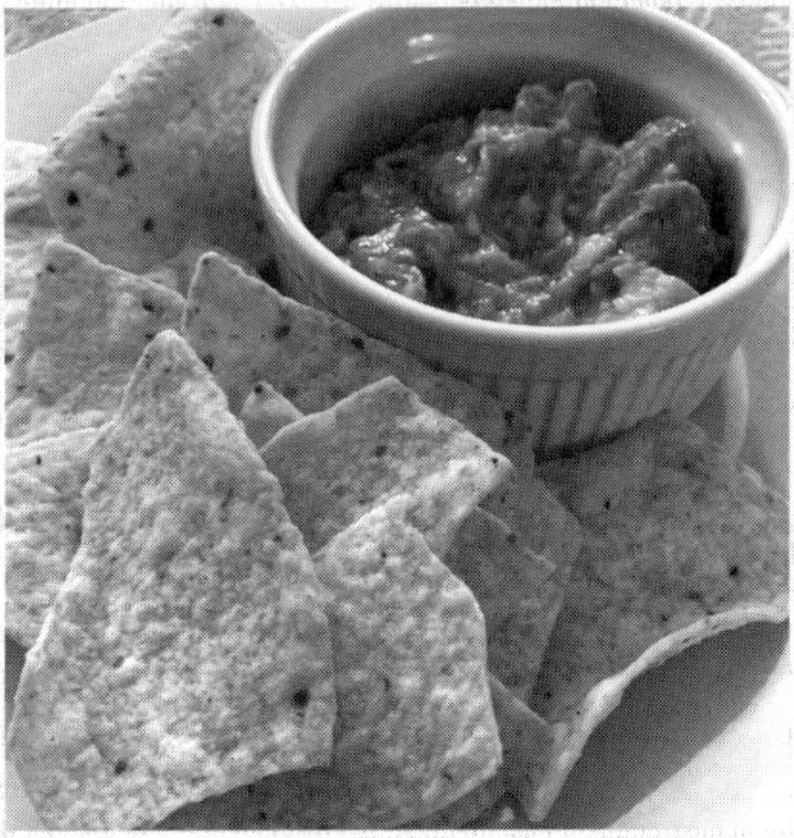

⑥ ワカモレ

◎材料

・アボカド　2個
・トマト　1個
・玉ねぎ　1/2個
・ライムの絞り汁　1個（またはレモン汁　大1）
・塩・コショウ　少々

◎作り方

①アボカドは半分に切り、種を取り除き、皮をむき、1cm角くらいに切る。
②トマトは1cm角、玉ねぎはみじんぎりにする。
③ボールにアボカドを入れ、フォークなどでつぶす。
④上記③に角切りのトマト、みじんぎりにした玉ねぎ、ライムの絞り汁を入れて混ぜる。
⑤塩・コショウで整える。
⑥お好きなチップス、バケットにディップして食べる。

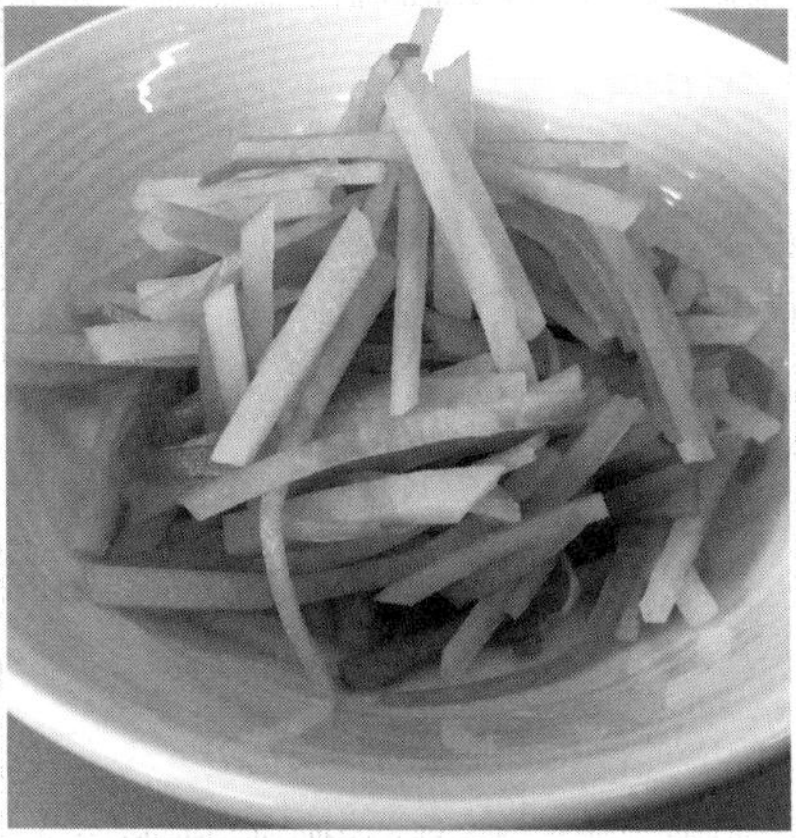

⑦ 梅《ばい》肉《にく》醤《じゃん》

◎材料

・梅干し　２個
・A：
ナンプラー（あれば）　小さじ1
しょう油　小さじ１
砂糖　大さじ１と1/2
水　大さじ５
・ラー油　適量

◎作り方

①梅干しは種をとってたたき、A の材料と混ぜ合わせる。
②上記①をフライパンに入れ、２～３分煮る。
③最後にお好みでラー油を加えてでき上がり。
※揚げた豆腐や蒸し鶏のソースとして、お使いいただけます。

⑧ ゆず酢

◎材料

・ゆず　２個
・てんさい糖　120g
・お酢　300ml

◎作り方

①ゆずは半分に切って、種を取り除き、果汁をしぼる。（約 100ml）
②上記①、てんさい糖、お酢をよくまぜ、砂糖がとけたらでき上がり。
※水、炭酸水で割って飲んだり、千切りにした大根に入れれば、なますになります。そのほか、油と合わせてドレッシングとしてもお使いいただけます。

調理のポイント

エスクレオサイドAは熱に弱く、長時間過熱すると壊れてしまいますが、80℃くらいまでは耐えます。トマト鍋として10分くらい過熱するのは大丈夫ですが、加熱時間がそれより長くなると壊れてしまいます。目安として、100℃で30分加熱すると半分失われると考えてください。加熱時間には気をつけて調理しましょう。また、トマトジュースは高圧加熱殺菌で、121℃に加熱されています。したがって、市販のトマトジュースにはエスクレオサイドAはほとんど入っていません。

ご紹介したトマトレシピも、生食に近いものや短時間の加熱ですむものを中心としました。出汁《だし》に味噌をといてから、仕上げにザク切りのトマトを加える「トマト味噌汁」もおすすめです。

なお、加熱によるエスクレオサイドAの分解は酸性だと起こりますので、鍋の中身を中性ないしアルカリ性にしておくのが良いのです。水酸化ナトリウムを鍋の中に入れると中性になりますが、自宅でそのような調理をするのは現実的ではありません。結局、生食か、加熱の仕上げにトマトを入れることが、いちばん効果的な栄養摂取の方法となります。なお、冷凍やドライトマトにしてもエスクレオサイドAは壊れませんので、保存しておくこともできます。

ちなみに、イタリアやスペインには、トマトとオリーブオイルを組み合わせた料理がたくさんあります。オリーブオイルと相性が良い栄養は、エスクレオサイドAよりも、脂溶性のリコピンです。オイルと組み合わせることでリコピンの吸収性が高まります。このような地中海料理も理にかなった調理法です。

「おいしい」と感じるものはカラダが求めるもの

■食べ物や栄養に関しての極論に惑わされるな!!

大豆でできたソイバーやシリアルバー、アミノ酸ゼリー飲料、ビタミン入りの栄養ドリンクなど、コンビニやドラッグストアの売り場は栄養機能性食品であふれています。手軽な栄養補給として活用されている、ビジネスパーソンや学生も多いことでしょう。そのような食品は、すべて良いか悪いかが決められるものではなく、僕は自分で試して実験してみることがあります。なかには、つづけていれば良い効果が感じられるものもあります。

たとえば、運動したあとの柿ピーとビールはたまりません。僕も時々たしなみますが、ビールがおいしいときは、今健康だなと実感します。とくにビールがおいしいのは、汗をかいたあとです。十分夕食を食べたあとに、ビールをゴクゴク飲んでもおいしいとは思わないでしょう。それは、水分とアルコールの刺激が影響しています。ビールは、糖代謝に必要なビタミンBが豊富で、しかもアルコール飲料のなかでは、糖分も結構多く含まれている部類です。だから運動で汗をかいたあとは、栄養素をカラダが欲しているからこそ、ウィスキーやワインよりもビールがおいしく感じられるのです。

また、ビタミンBがとても豊富な昔ながらのサプリメントがエビオス錠です。母親が愛飲していたのですが、なぜか僕はあの苦味が少しあるところが好きで、子どものころからお菓子代わりに食べていました。栄養機能性食品やサプリメントを試した方は、「これを食べると調子が良いんだよね」という経験があるかもしれません。感覚的なのですが、こうやっていると意外とコントロールできるものがあるのかもしれません。

末梢の酸素飽和度を測る検査では、健常者は99％あり、すごく息を我慢すると95％になるそうですが、僕は95％あることのほうが希《まれ》で、よく医者は驚きます。それでも2・5キロの遠泳ができるようになりました。それは、軽い運動をつづけるとか食事に気をつけているからです。ジャンクフードもあまり食べません。でもジャンク＝悪ではありません。カラダに良い食品・危険な食品を分けて断罪することは短絡的な発想です。「フードファディズム」という言葉があります。食べ物について、これはカラダに良いものであちらはカラダに悪いと決めつけ、特定の食べ物を善悪で仕分けて排除し、あるいは逆に1つの種類に固執して食べることです。本当にカラダに悪い食べ物なら毒ですが……。そういう極論はわかりやすく、それらを解説する本もヒットし、一般の人に強い印象を与えます。また、この食べ物は大丈夫だと信じ込んでそればかり食べる人も多くいます。

たとえば、バナナはカリウムの摂取には良いかもしれませんが、バナナダイエットとしてそれだけ食べてしまうと栄養素の偏《かたよ》りがあり、たとえ痩せたとしても、それは長期的に見て、健康的な減量とはいえません。

今、完全栄養食としてミドリムシを培養するユーグレナが注目を集めています。培養が比較的簡単で、糖質、脂質、タンパク質、ミネラルを豊富に含んでいるので食糧危機になってもミドリムシだけでも生きられると謳《うた》っています。そのコンセプトは面白いと思いますが、実際にそれだけを食べている生活を想像できるでしょうか。

生まれも育ちも性別も違えば、運動レベルの強弱によって食べる必要量も違います。それぞれのカラダの状態に合わせた、適切な量を摂ることが重要です。もちろん食べすぎはいけませんが、子どものうちは炭水化物をある程度たくさん摂っても大丈夫。成長期の子どもは炭水化物の必要量が多く、大人の常識で考えなくても良いのです。

性別や年齢でエネルギーや栄養素の必要量は違います。習慣的に食べたほうが良い食べ物はありますが、必要量や何が良いかは、自分でカラダの調子を観察して、調子の良し悪しを測るのです。平均体重や平均摂取量だけを考えて、何がなんでも平均に近づけようと、個性を消す努力をする必要はないように思います。ただし、10代のぽっちゃりと50代のぽっちゃりでは、症状の出方が大分違うので、10代と50代では集団検診で測られる項目も大分異なります。そのため、健康診断で問題を指摘された検査項目については、十分に対応したほうが良いでしょう。

自分のカラダの調子を知りながら、食べるものを調節していくことです。カラダが「おいしい」と感じるものは、基本的にカラダが欲している栄養と関係があります。これはとても大事にしたい感覚です。栄養素は食べ物から入ってくるので、味もすごく大事です。おいしくない生トマトを無理に食べるより、おいしいトマト料理のほうが継続して食べたくなるので効果があります。薬ではないのでおいしいことが大事です。

今ここまで書いておきながら反則かもしれませんが、じつは、僕は最初はトマトが嫌いだったのです（笑）。しかし、おいしいトマトを食べたことでトマトが好きになりました。おいしいトマトで、なおかつエスクレオサイドAを豊富に含んでいれば申し分ありません。言われて食べるのではなく、おいしいから思わず食べてしまう、農業関係者の方々がそういう育種法を開発することが、人々の健康長寿につながると考えます。

そこで今考えているのは、エスクレオサイドA高含量トマト商品の製造です。トマトジュースは高圧加熱殺菌されるとエスクレオサイドAは分解しますので、たとえば、高含量トマトを使ってドライトマトをつくれば良いのです。乾燥しても栄養成分は壊れず残りますので、これでトマト生産者が工夫して品種開発をし、加工製品をつくることで、機能性表示を取ることを期待しています。ただし、人での臨床試験は莫大な費用と期間が必要ですので、これから徐々に進めなくてはならない課題でしょう。

〝シメのラーメン〟は血糖のセンサーのズレによって起こる

■おいしい生活は、まずカラダのメカニズムを知ることから……

昔の糖尿病の教育入院は、あれを食べちゃダメ、これ食べちゃダメ、という食事制限教育でした。教育入院から退院してきても、しばらくはそれに従います。しかし、それは長期的にはできないことが多くあります。社会人になると、いろんなしがらみもあり、食べたいものを我慢し、食べる量をコントロールすることは、ストレスとなり、とても難しい問題です。

精神的なゆとりがあるときは、言われたとおり食事制限もやりますが、日常的な生活のなかでは、ストレスもあり「やってられない」という気持ちになります。第3章に記しましたが、僕の父親は糖尿病の教育入院を経験していたにもかかわらず出張先で脳梗塞になって倒れました。出張先にかけつけ、父親のカバンの中から転がり出てきたのはメロンパンでした。メロンパン1個の糖分はとても高く、ふつうの大きさでも500キロカロリーを超えます。糖尿病患者には食べてほしくないものの筆頭ですが、父はそれを食べるのがストレス解消でもあり楽しみだったのでしょう。でもそれは、人間だから仕方がないのです。ちなみに、誰に言われたわけでもなく、僕もメロンパンが大好きで、こんなことも似るのかと少し遺伝子を呪います。

今のダイエットは、食べたいものを100%我慢するのではなく、食べたいものを食べながらダイエットする方式が支持されています。それには、健康に良い食べ方の工夫をすることです。ベジタブルファーストで野菜から食べ、そしてゆっくり噛んで食べることです。

フードファディズムに流されすぎている昨今、自分のカラダは自分で観察することも定説です。これを食べたいというときは、その栄養素がけっこう不足しています。ビタミン不足なときには、なんとなく果物が食べたくなるものです。だれかに言われていないのに「あれが食べたいな」と思い浮かぶのは、エネルギー不足だったり、その食材に含まれる栄養素が、カラダから不足していたりするのです。その本能に従って良いのですが、問題は血中濃度を調べるセンサーです。糖尿病や生活習慣病になるとそのセンサーがズレてしまい、おそらくうまく働かなくなるのだと思います。

人間には、満腹感や血糖値のレベルを測るセンサーが、カラダの中に備わっていま す。そうすると〝血糖値が十分だよ〟というようにカラダが検知して、脂肪細胞からレプチンという食欲を調節するホルモンが分泌され、それが脳の視床下部にあるレプチン受容体にキャッチされて満腹を感知します。しかし、このセンサーシステムはズレたり、調子が悪くなったりします。

わかりやすい例でいうと、みなさんも、アルコールを飲んだあと、ラーメンを食べたくなることがあるでしょう。居酒屋でお腹一杯飲んだり食べたりしたのに、シメにラーメンを食べたくなるには、あるメカニズムがあります。飲酒によって千鳥足になるだけではなく、血糖センサーがうまく働かなくて、低血糖だと誤認識してしまうのです。そうすると炭水化物やラーメンが食べたくなる。アルコールで味覚も鈍くなっているので、パンチの効いた濃い味がほしくなってしまうのです。

僕は脳のセンサーの研究をしているわけではないのですが、生活習慣病は栄養素を十分持っているのに、センサーがズレてお腹が空いていると勘違いしてしまう、というセンサーのズレも生活習慣病になる重要な要因ではないかと感じています。

センサーのズレはストレスも関係しているようです。失恋などの精神的ショックで過食に走る女性もいます。心が落ち着かないから食べて癒《い》やされるのでしょう。そういう場合は、食べることよりスポーツなどで発散するほうがカロリーも燃焼して一石二鳥だと思いますが、なかなかそうもいかないのでしょうか。

2型糖尿病でインスリン感受性(センサー)が低下していく

■めまい、吐き気など、どんな症状が出ても不思議ではない

センサーのズレが生活習慣を引き起こすことの根拠の1つとして、2型糖尿病が起

こるメカニズムを見てみましょう。ケトン体の項で、グルコースを取り入れる扉をインスリンでノックしすぎるとすぐに開けてくれなくなると紹介しました。運動せずに甘いお菓子ばかり食べる生活をつづけていると、いずれ糖尿病になるのですが、血糖値が上がったら血糖値を下げるためにインスリンが出ます。そうすると、最初は高インスリン血症が起き、血中インスリン濃度が高まり糖尿病になります。あれ、血中インスリンが高いなら糖尿病にならないのでは？ と思いがちですが、常に血糖値を下げるためにインスリンが分泌されていると、インスリンの受容体、つまりセンサーが鈍くなってしまうのです。インスリンで扉をノックしても反応してくれなくなるということです。

それは、血糖値が上がることで、今までは血中にインスリンが1個流れてきたら骨格筋がグルコースを取り込む扉を開けてくれていたのが、だんだんインスリンのセンサーが鈍くなってきて、インスリンが3個から5個でないと開かないようになるのと一緒です。これが、インスリン感受性が低下した状態で、血糖値はなかなか下がらなくなる現象です。

この段階だと、すい臓のβ細胞は、インスリンをもっとつくろうとして血中インスリン濃度がどんどん高まってしまう状態が起こります。これによって、インスリンの第2の働きである脂質蓄積を高める作用で太ってしまうのです。

生活習慣病による2型糖尿病の人は、はじめは大体太っていますし、さらに太りやすい体質になってしまうのです。

その生活をつづけていくと、すい臓のβ細胞が、いつもアクセル全開でインスリンを作っているので、疲れてしまって、あるとき急に作らなくなってしまう。そうするとただでさえ血糖値が下がらない状態に加え、血中インスリン濃度も突然下がり、余計に血糖値が下がらない。β細胞が疲弊《ひへい》してインスリンを作れなくなるのが2型糖尿病の末期で、高血糖によって、さまざまな不具合が起こり気を失ってしまう。こうなるとかなり危険水域です。それはインスリンのセンサーが鈍くなることで起こります。

気を失うのは低血糖だけではありません。浸透圧の問題で、ナメクジに塩をかけるたとえを前に話しましたが、血液が糖で粘度があがり、脂質代謝異常からケトアシドーシスも起こり、めまい、吐き気など、どんな症状が出ても不思議ではない状態になります。

センサーのズレが生活習慣病憎悪の原因の1つではないかと思われる根拠の1つとして、インスリン受容体の感度が落ちてしまうことは実際に起こっていることです。この状態になると、合併症が起こっていることも少なくありません。そして、食べ物の好む味も濃くなっていきます。センサーのズレと生活習慣病の関連性は、今後も引きつづき研究していきたいテーマです。これを究明することで、糖尿病や肥満、高血圧などの成人病の問題解決の足がかりとなることでしょう。

空腹のシグナルを誤解しないこと

■空腹を感じたら、まずカラダを動かす!!

『お腹がすいたら運動しなさい』（角尾肇著 早川書房刊）という本があります。著者は明治乳業から日本女子大学の特任教員となった面白い研究者です。それによると、お腹が空いたという感覚は原始の時代から「栄養不足で動けなくなる前に、そろそろ狩りに行け」というシグナルのようです。

血糖値が下がるとお腹が空いたと感じますが、ある程度そのままにしておくと、お腹が空いたことを忘れて、どうでもよくなることがありませんか？　お腹が空いたということはエンドレスに血糖値が下がるのではなくて、お腹が空いたことを自覚させるためのシグナルです。狩りに行けという信号で、カラダはまだまだ動かせます。

お腹が空いたときに立ち上がって駆け足などをすると、不思議なほど空腹感は消えます。だから、小腹が空いたらお菓子に手を伸ばすのではなくて、立ち上がってその場で10秒間20回足踏みダッシュすると良いそうです。空腹感を感じたからといってすぐに食べてばかりいると、栄養過多になってしまう。これも空腹のセンサーの受け止め方の問題なのです。

センサーのズレは適度な有酸素運動をすること、食品の機能性をうまく利用していくことが大事。最適な栄養の度合いは人それぞれなので、客観的な健康診断結果の数値を念頭に置きながら、自分のカラダを自分の感覚でじっくり観察してください。

■生活習慣病を予防し健康長寿になるための食べ物・食べ方と運動習慣チェックリスト

☑ 朝食にフルーツあるいは梅干しを食べる

☑ トマトを生のまま、あるいは、あまり加熱せずに食べる

☑ 過度の糖質制限、あるいは過度のタンパク質食をおこなわない

☑ スポーツ時はスポーツ飲料を意識的に摂取する

☑ 寝しなにコップ1杯の水を飲む

☑ 数週間レベルの短期的な減量をおこなっていない

☑ 脂もある程度は摂取している

☑ 平均6時間以上の睡眠を取っている

☑ 週に数回は30分以上の運動、あるいは30分以上歩いている

☑ 筋力を高める努力をしている

☑ ドカ食いはせず、毎食ゆっくり楽しんで食べている

☑ 週末はたっぷり遊んでいる

コラム

栄養学のウソ・ホント……④

真っ白なサシの霜降り肉の作り方

お肉好きな人にとって、和牛のすき焼きは最高のごちそうです。とくに、黒毛和種（和牛）の霜降り肉は白いきれいな脂身が「サシ」と呼ばれ、消費者に好まれます。でも、ちょっと待ってください。真っ白いサシの入った霜降り肉は、じつはメタボ研究の結晶なのです。

霜降り肉を作るには、黒毛和種の牛に、脂肪細胞の増殖を抑えてしまうビタミンAを欠乏させ、あまり運動させない環境で育成し、生後8～12カ月くらいから濃厚飼料を与え始め、28カ月くらいで屠畜されるまでつづけます。つまり、高級霜降り肉は、これでもかというほど人工的にメタボになる環境で育てられた和牛から得られます。

本当に自由放牧された健康な牛のサシは少し黄みがかっています。なぜなら、草原の草を食べるとフラボノイドが摂取され、蓄積すると脂身が黄色くなるからです。

しかし、一般消費者はそれを知らないので脂が黄色いと古い肉だと勘違いしてしまいます。少なくとも霜降り肉は天然の草原で健康に育った牛からではないことは認識しておいたほうが良いでしょう。

似た問題として、ブロイラーの鶏と地鶏があります。ブロイラーは通常の鶏より脂が短期間にのって大きく育ち、産業価値が高いように作られた品種です。比較的安価で柔らかいブロイラー肉のほうが子どもに好まれます。それに比べて、両親か片親が在来種で、平飼いのときに自由に動き回れるフットワークを備え、身のしまっている地鶏は、子どもに敬遠されてしまうきらいがあります。

消費者が好むような柔らかく高脂肪な肉にする畜産がつづくことは、人間の健康上においても好ましくない場合もあります。

現在、牛、豚、鶏などの畜産動物も短い生涯を恐怖に怯えず幸福に過ごせるよう、単なる生産性のみならず、アニマルウェルフェア（動物福祉）の観点からの研究が多くなされるようになってきているのが、せめてもの救いでしょうか。

おわりに

学部生時代、面白いことをおこなわないと必ず飽きるという自信があった僕が、偶然、老化現象の面白さに興味を抱けたことはラッキーでした。そして、いま思うと、老化研究のきっかけを話してくれた恩師の西村敏男先生との出会いが、僕の人生の本当のはじまりだったのかもしれません。おぼろげに老化研究に興味を抱き、それが生活習慣病、糖尿病、父親も糖尿病合併症で亡くなったこと、そして、なんと言っても自分が病弱であったことから、老化研究に対する興味はまったく色あせず、気づいてみれば、研究をつづけて30年弱が経っています。

たまに大学院生に、「やりたいことがみつかると1~2年はあっという間に経つぞ~」と脅しますが、いつも、「ふーん」という素っ気ない反応が返ってきます。20代では、まだ時の流れの早さに実感がないのでしょう。いま、老化研究をはじめた経緯を文章にしてみると、このテーマに僕がのめり込んだのは、偶然ではなく必然であったようにも思います。心はまだ大学院生くらいの気持ちでいながら、自分の年齢が50歳を超えていることにたまに気づかされると、時の経つのが早いことに改めて驚かされます。学生時代に、相田みつをさんの「一生勉強、一生青春」という言葉に出合いましたが、いまになって、うまいことを言ったものだと感心しています。

40歳を過ぎて、あれっ、と思いはじめ、50歳を過ぎて、その考えが確信になったことがあります。それは、昔は50歳を超えたら体力もやる気も減退してしまうんだろうなと思っていたら、そんなことはなかったことです。僕は持病持ちで、元気を自慢したい高校生時代が、僕の人生で最も元気がなかった時代だったから、強くそう思うのかもしれません。高校生のころ、原付バイクで1日に100キロ近く走ったことがありますが、原付でも100キロ走るとお尻が痛くなり、カラダもどっと疲れたことを覚えています。

しかし、健康維持のために週3回の軽い運動を欠かさずつづけており、日常も出張時も可能な限り階段を使い、妻が作ってくれる食事をしっかり食べているいまは、ピークフロー（最大呼気流量）が成人男性の半分といいつつ、毎年、夏休みに学生と自転車で100キロ超えのツーリングを楽しんでいます。過去に湘南遠泳大会の2・5キロに何度か出たことがありますが、速くはありませんが余力を残して毎回完泳です。もし僕が拉致されて、対岸から2・5キロ離れた孤島に連れていかれても、心でニヤリと笑って泳いで逃げることでしょう。ゴーグルは欲しいですが。

「こんな体力もやる気もない僕が……」と昔は嘆いていましたが、目標が見つかり、健康を意識して、毎日少しずつ運動を実行するようになりました。それは自分への自信にもつながります。小さい成功を繰り返すと、心の中にポジティブポイントが貯まり、「もしかして僕って何でもできるんじゃ？」と思えるようになります。スプリンターのようにカッコよく駆け抜けることはできませんが、少しずつ体力に自信が持てるようになると、遅いけど、マイペースに、しかし確実にゴールを狙う自分が結構好きになってくるものです。

学生のころは自分が嫌いで、見栄っぱりの僕は、友達に持病持ちであることを言ったこともありませんでした。いまは、機会があれば隠さずにそれが言えるのは、持病は消えていませんが、〝遅いけどやることはやっている〟というスタンスが自分で許せているからだと思います。

健康を意識しながら、軽い有酸素運動をつづけることと、老化研究で自分が納得できる真実を探す——これは今後も僕の趣味であり、ライフワークでありつづけることでしょう。なお、僕が研究をつづける最大の理由は「自分の健康維持」のためです。

しかし、自転車や水泳などで鍛え、いまの僕は学生時代よりむしろ体力があるかもしれませんが、若いころと明らかに違うことは、回復力の遅さです。いちばん典型的なのは徹夜したときですが、昔は計画を立てるのが下手で、研究はしょっちゅう夜中まで、とくに英語論文紹介の前夜は頻繁に徹夜になっていました。昔は一晩徹夜しても翌日なんとかなっていましたが、いまは徹夜すると、そのあとの4~5日はリズムが取り戻せずに、眠くて廃人になってしまいます。けれど、それがわかっているので、昔より慎重に、極力徹夜にならないよう計画をたてることで対処しています。

今回、『間違いだらけの栄養学』という書籍執筆の依頼を受けて、執筆の時間が取れるのだろうかと不安に思う一方、ちょっと面白そうだなというワクワク感もありました。それは先ほどの、対岸から2・5キロ離れた孤島に拉致されて、泳いで逃げるときのようなワクワク感です。拉致されたくはありませんが。なぜワクワクしたかというと、これは僕が担当する大学の講義でもたまに話すのですが、研究をすればするほど、「世の中ウソだらけ、じつはわかっていないことだらけ」であると強く感じるからです。ある研究をおこなう際、先行研究の論文を調べて、時には再現性や実験条件をじっくり確認します。しかし、論文として報告されている実験結果は、まるで一般理論であるように書かれていても、じつは、ごく限られた条件でしか再現できないことが多々あるのです。

論文を書けば研究者として生きていけるのですが、僕は自分の健康維持のために研究をおこなうのが目的なので、試験管実験のみで生体にはまったく反映できないような研究には、満足できません。生理的環境を無視した試験管実験だけの結果から「生体での機能性が期待できる」と書かれていても、生体でこの現象はまったくありえない、と感じる研究論文が世の中にあふれています。また、ある面白い現象を自信持って論文として報告しても、その成果が世の中に伝わりはじめるには10年はかかります。

毎日シャンプーをしている人に、いまさら「シャンプーは1週間に1度で十分ですよ」と言っても、すでに習慣にしている人には、なかなか受け入れられないことでしょう。同様に、トマトにはリコピンよりもエスクレオサイドAのほうが含量が多いよ、と言っても、すでにトマトといえばリコピンという名詞が浸透していたら、違う名詞が世に伝わるには10年以上かかります。

そのため、研究を通してわかってきたことを平易な表現で世の中に説明するのも研究者の役目だなと考えていた時期だったので、タイミングも良かったようで、今回頂いた執筆のお話をお引き受けしました。


研究を通してわかってきたことを説明することは、やはりワクワクできましたが、それと同時に、本文に紹介した、エジソンが開発したトースター販促のための1日3食キャンペーン、バレンタインチョコは企業の戦略、シャンプーの回数の多さ、薄毛予防のスカルプケア、正月といえばおせち料理という常識はじつはデパートの戦略から作りあげられたことなど、例を出してみると切りがありませんが、これら不都合な真実（？）を文章にしてみると、世の中の常識は企業戦略で成り立っていることを改めて痛感し、少し怖くなりました。

この文章を書いている2020年3月、コロナウイルスが日本にも広がりを見せており、テレビでは「明日から小中高〝一斉休校〟で自治体も困惑」というテロップがついたニュースが流れていました。僕は感染症対策について素人ですが、新型肺炎の性質がまだつかめない現状、拡大を防ぐために小中高を一斉休校にするのはやむを得ないと思います。しかし、メディアは「自治体も困惑」と、一斉休校にした問題点を指摘しています。ですが、一斉休校にせず、もし小中高に感染が拡大したら、恐らく、「一斉休校にしなかった国の対応の遅さに困惑」と放映されることでしょう。つまり、テレビも新聞も、今日はとくに取り上げるほどのことはなかったのでニュース番組はなし、というわけにはいかず、かといって視聴率も毎日要求されるので、常に何かを強調して流す必要があるのでしょう。

また、ソーシャルメディアを介して一般人が簡単に情報発信できるため、コロナウイルス拡大にともなって、工業品の生産国である中国の工場が操業停止になっているので、トイレットペーパーが品薄になっているというデマが流れ、マスクのみならず、トイレットペーパーやティッシュも品薄になるという問題が起きました。まったく情報の整理ができていないのです。

この社会混乱は、2016年の熊本地震のあとに、動物園のライオンが逃げたという写真つきのデマ情報を思い出させます。写真つきの情報を目にしたら信じないほうが難しいとは思いますが、基本的に、**簡単に手に入る情報は、素人が責任なく安易に発信している可能性がある**ことを認識しないといけません。

健康関連の情報も同じで、世の中には生体での効果検証がなされていない怪しいサプリメント、たんに販売促進のためのダイエット情報などで満ちあふれています。少なくとも、誰がどのような方法で検証がなされたのかなど、これからの時代、各個人が情報の出所と妥当性を見極める能力が必要であると強く感じます。

最後に、このたび本書の出版を企画してくださった辰巳出版の湯浅勝也さん、編集について全面的に協力頂きました自在株式会社の上本洋子さん、根本英明さんに深くお礼申し上げます。また、おすすめレシピ集を考案して下さった川島知穂子さん（管理栄養士）、浅川梨恵さん、イラストを作成して下さった大学院生の勝田奈那さん、砂掛詩織さんにも心よりお礼申し上げます。

令和2年4月吉日　　永井竜児

〈参考文献〉

Yamanak M. Non-invasive measurement of skin autofluorescence to evaluate diabetic complications. J Clin Biochem Nutr. 58(2):135-140, (2016年)

石井直方著・エクスナレッジ『一生太らない体の作り方』(2008年)

Akagawa M. Production of hydrogen peroxide by polyphenols and polyphenol-rich beverages under quasi-physiological conditions. Biosci Biotechnol Biochem. 67(12):2632-2640, (2003年)

Bjelakovic G. Antioxidant supplements for preventing gastrointestinal cancers. Cochrane Database Syst Rev. Jul 16;(3), (2008)

Fujiwara Y. Cytotoxic major saponin from tomato fruits. Chem Pharm Bull (Tokyo). 51(2):234-235, (2003年)

Fujiwara Y. Esculeogenin A, a new tomato sapogenol, ameliorates hyperlipidemia and atherosclerosis in ApoE-deficient mice by inhibiting ACAT. Arterioscler Thromb Vasc Biol. 27(11):2400-2406, (2007年)

Fujiwara Y. Natural compounds containing a catechol group enhance the formation of N^{ε}-(carboxymethyl) lysine of the Maillard reaction. Free Radic Biol Med 50(7):883-891. (2011年)

Katsumata A. Changes in esculeoside A content in different regions of the tomato fruit during maturation and heat processing. J Agric Food Chem.59(8):4104-4110, (2011年)

Semba RD. Resveratrol levels and all-cause mortality in older community-dwelling adults. JAMA Intern Med. 174(7):1077-1084, (2014年)

Renaud S. Wine, alcohol, platelets, and the French paradox for coronary heart disease. Lancet. 339(8808):1523-1526, (1992年)

Nagai R. Citric acid inhibits development of cataracts, proteinuria and ketosis in streptozotocin (type 1) diabetic rats. Biochem Biophys Res Commun. 393(1):118-122, (2010年)

Ling X, Nagai R. Immunohistochemical distribution and quantitative biochemical detection of advanced glycation end products in fetal to adult rats and in rats with streptozotocin-induced diabetes. Lab Invest. 81(6):845-861, (2001年)

【永井竜児、大島寛史】基礎生化学―健康・疾病とのつながり、アイ・ケイコーポレーション(2013年)

角尾肇著・早川書房『お腹がすいたら運動しなさい!』(2010年)

【永井竜児】茶葉抽出物による生体内メイラード反応の阻害に関する研究、静岡県立大学大学院生活健康科学研究科修士論文(1995年)

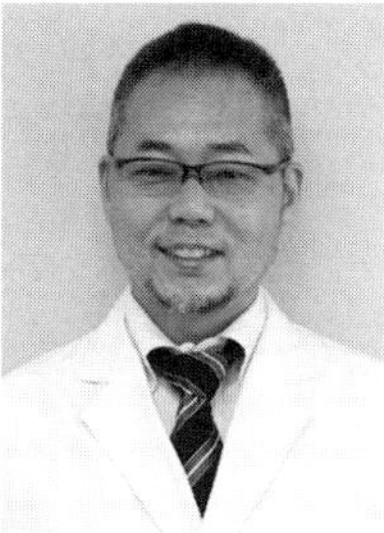

【著者プロフィール】

永井竜児（ながい・りょうじ）

平成11年3月熊本大学大学院医学研究科修了・博士(医学)。専門分野は、食品機能学、生化学。サウスカロライナ大学客員助手を経て、熊本大学大学院医学薬学研究部病態生化学講座・助教。東海大学農学部バイオサイエンス学科食品生体調節学研究室 准教授を経て、平成29年4月同教授。生体のさまざまな代謝経路から生成する終末糖化産物(AGEs)を測定し、糖尿病合併症のマーカーへの応用性を検討している。またAGEs抑制をはじめ、糖尿病合併症のようにかかってからでは完治が困難な疾患を予防する食品成分を探索している。日本メイラード学会、国際メイラード学会、日本抗加齢医学会、日本酸化ストレス学会等の評議員を務める。
テレビ朝日系『林修の今でしょ！ 講座』、テレビ東京系『主治医が見つかる診療所』等にも出演。トマトの栄養素「リコピン」「エスクレオサイドA」に関して講義をし、トマトのパワーが大きな話題に。

企画・進行▶ 湯浅勝也
販売部担当▶ 杉野友昭　西牧孝　木村俊介
販売部▶ 辻野純一　薗田幸浩　亀井紀久正　平田俊也　鈴木将仁
営業部▶ 平島実　荒牧義人
広報宣伝室▶ 遠藤あけ美
メディア・プロモーション▶ 保坂陽介
FAX : 03-5360-8052　Mail : info@TG-NET.co.jp

間違いだらけの栄養学

「食べ物」と「食べ方」で“健康長寿”になる新常識！

2020年4月25日　初版第1刷発行

著　者　永井竜児
発行者　廣瀬和二
発行所　辰巳出版株式会社
〒160-0022
東京都新宿区新宿 2丁目15番14号　辰巳ビル
TEL　03-5360-8960（編集部）
TEL　03-5360-8064（販売部）
FAX　03-5360-8951（販売部）
URL　http://www.TG-NET.co.jp
印刷・製本　大日本印刷株式会社

Printed in Japan
ISBN978-4-7778-2341-3　C0077